Acerca de NCCN Guidelines for Patients®

NCCN National Comprehensive Cancer Network®

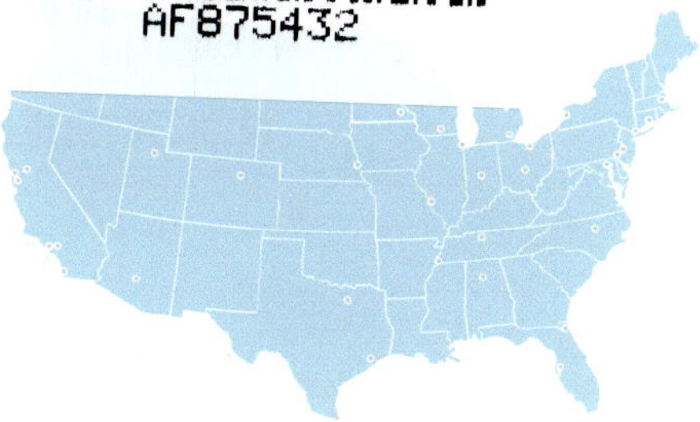

¿Sabía que los principales centros oncológicos de los Estados Unidos colaboran para mejorar la atención oncológica? Esta alianza de los principales centros oncológicos se denomina National Comprehensive Cancer Network® (NCCN®).

La atención oncológica está en cambio constante. NCCN elabora recomendaciones para la atención oncológica basadas en pruebas que utilizan los profesionales de atención médica de todo el mundo. Estas recomendaciones que se actualizan con frecuencia se denominan NCCN Clinical Practice Guidelines in Oncology (NCCN Guidelines®). NCCN Guidelines for Patients explican de manera sencilla estas recomendaciones de los expertos para las personas con cáncer y sus cuidadores.

Esta NCCN Guidelines for Patients se basa en NCCN Clinical Practice Guidelines in Oncology (NCCN Guidelines®) para cáncer de mama, Versión 3.2025, del 18 de marzo de 2025.

Conozca cómo se desarrollan las NCCN Guidelines for Patients
NCCN.org/patient-guidelines-process

Ver NCCN Guidelines for Patients gratis en internet
NCCN.org/patientguidelines

Buscar un centro oncológico de NCCN cerca de usted
NCCN.org/cancercenters

Comuníquese con nosotros

Quiénes nos apoyan

NATIONAL COMPREHENSIVE CANCER NETWORK®
NCCN FOUNDATION
Guiding Treatment. Changing Lives.

NCCN Guidelines for Patients cuenta con el apoyo financiero de NCCN Foundation®

NCCN Foundation agradece profundamente a las siguientes empresas colaboradoras por hacer posible esta NCCN Guidelines for Patients: AstraZeneca y The Wawa Foundation.

NCCN adapta, actualiza y aloja de forma independiente la guía de NCCN Guidelines for Patients. Nuestras empresas colaboradoras no participan en la elaboración de esta NCCN Guidelines for Patients y no se responsabilizan del contenido ni las recomendaciones que se incluyen en la presente guía.

Para hacer una donación u obtener más información, visite la página web o envíe un correo electrónico.

NCCNFoundation.org/Donate

PatientGuidelines@NCCN.org

Contenido

4 Acerca del cáncer de mama inflamatorio

9 Pruebas para el IBC

24 Estadificación del cáncer de mama

30 Tipos de tratamiento

45 Tratamiento complementario

51 Tratamiento antes de la cirugía

60 La mama después de la cirugía

64 Otros recursos

68 Palabras que debe conocer

72 Colaboradores de NCCN

73 Centros oncológicos de NCCN

76 Índice

NCCN Foundation tiene como objetivo apoyar a los millones de pacientes y familias afectados por un diagnóstico de cáncer mediante la financiación y distribución de NCCN Guidelines for Patients. NCCN Foundation también se compromete a avanzar en los tratamientos contra el cáncer subsidiando a los médicos prometedores del país en el centro de innovación en cuanto a investigación del cáncer. Para obtener más detalles y acceder a la biblioteca completa de recursos para pacientes y cuidadores, visite NCCN.org/patients.

National Comprehensive Cancer Network (NCCN) y NCCN Foundation
3025 Chemical Road, Suite 100, Plymouth Meeting, PA 19462, EE. UU.

1

Acerca del cáncer de mama inflamatorio

5 ¿Qué es el cáncer de mama inflamatorio?

6 ¿Cuáles son las partes de la mama?

7 ¿Qué se incluye en este libro?

8 ¿Qué puede hacer para recibir la mejor atención?

El cáncer de mama inflamatorio (IBC) es un cáncer poco frecuente y agresivo que obstruye los vasos linfáticos en la piel de la mama. Esto hace que la mama se vea roja e hinchada y se sienta caliente al tacto.

¿Qué es el cáncer de mama inflamatorio?

El cáncer de mama inflamatorio (IBC) es un tipo de cáncer de mama invasivo. La mayoría de los cánceres de mama inflamatorios son carcinomas ductales invasivos: el cáncer comienza en las células que recubren los conductos lácteos y se disemina al tejido circundante. Lo que diferencia al IBC de otros cánceres de mama es su tendencia a invadir los canales de drenaje (linfáticos) de la mama y la piel suprayacente. Esto hace que la mama se hinche rápidamente con la acumulación de líquido y se enrojezca como si estuviera inflamada.

Posibles signos de IBC:

- Piel de naranja (aspecto picado o con hoyuelos de la piel).
- Engrosamiento de la piel (la piel tiene una textura de piel de naranja).
- Edema (inflamación causada por el exceso de líquido en el tejido corporal).
- Eritema (enrojecimiento de la piel, generalmente como manchas).

Cáncer de mama inflamatorio

En cáncer de mama inflamatorio (IBC), las células cancerosas bloquean los vasos linfáticos en la piel de la mama. Esto hace que la mama se vea roja e hinchada y se sienta caliente al tacto.

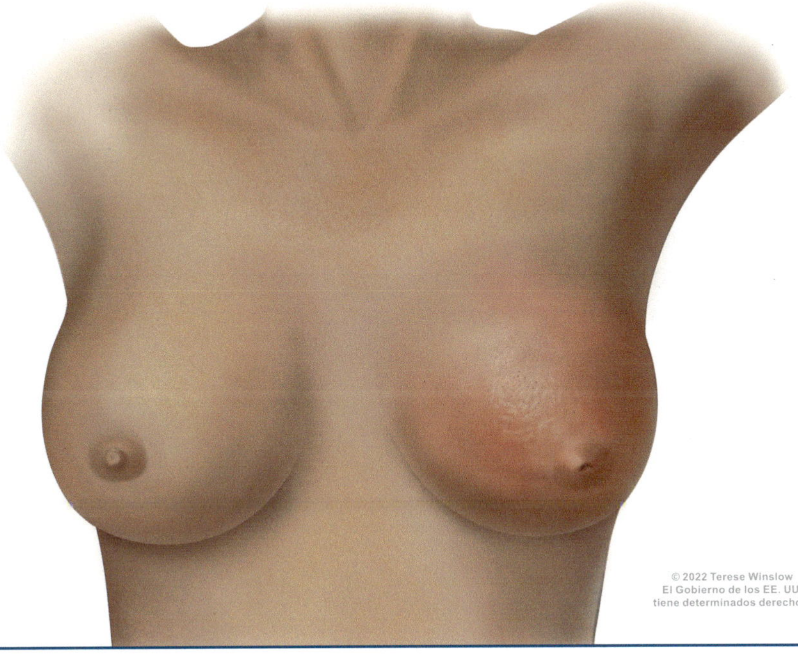

Es importante no descartar ningún cambio extraño en la piel de las mamas, como enrojecimiento, hinchazón o sensación de calor al tacto. Estos cambios podrían ser una infección, pero es importante recibir atención médica de inmediato.

Al igual que otros cánceres de mama, el IBC puede presentarse en quienes fueron asignados hombres al nacer. Aunque existen algunas diferencias entre las personas de sexo biológico masculino y las de sexo biológico femenino, el tratamiento es muy similar para todos los géneros.

¿Cuáles son las partes de la mama?

La mama es una glándula que se encuentra en el pecho. La mama se compone de conductos lácteos, grasa, nervios, vasos sanguíneos y linfáticos, ligamentos y otros tejidos conectores. Detrás de la mama se encuentran el músculo pectoral (pecho) y las costillas. Los músculos y ligamentos ayudan a mantener la mama en su lugar.

El tejido mamario contiene glándulas que pueden producir leche. Estas glándulas secretoras de leche se llaman lóbulos. Los lóbulos se ven como pequeños racimos de uvas. Unos tubos pequeños, llamados conductos, conectan los lóbulos con el pezón.

El aro de piel más oscura de la mama se llama areola. La punta elevada dentro de la areola se llama pezón. El complejo areola-pezón (NAC) es un término que se refiere a las dos partes.

La linfa se drena del tejido mamario hacia los vasos linfáticos y viaja hasta los ganglios linfáticos cerca del hueco axilar (axila). La linfa es un líquido transparente que lleva agua y alimento a las células. También sirve para combatir a los gérmenes. Los ganglios cerca del hueco axilar se llaman ganglios linfáticos axilares (ALN). Las células cancerosas pueden viajar a través de la linfa y los vasos linfáticos hasta los ganglios linfáticos.

Carcinoma ductal invasivo

La mayoría de los cánceres de mama inflamatorios (IBC) son carcinomas ductales invasivos. Esto significa que el cáncer comenzó en las células que recubren los conductos lácteos y se diseminó al tejido circundante.

Carcinoma ductal invasivo (IDC) de mama

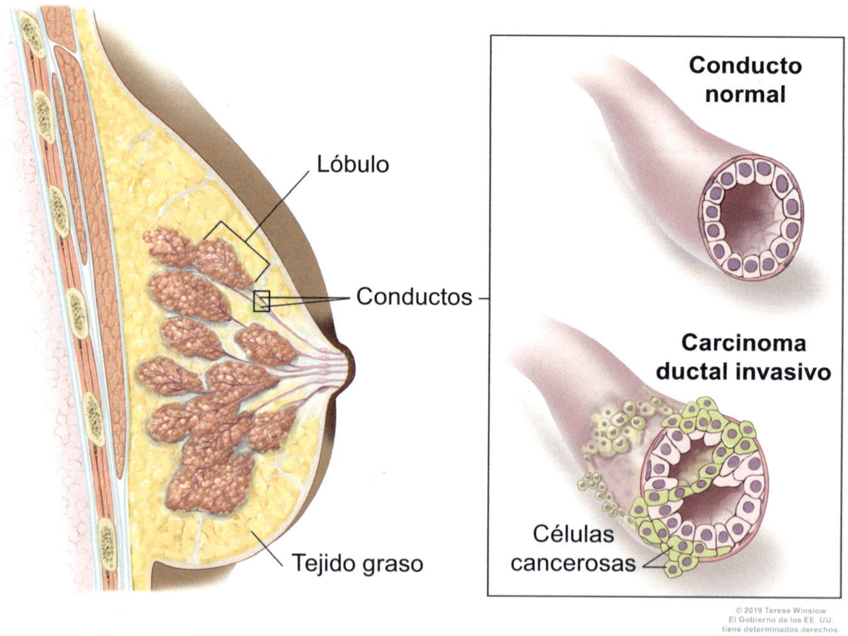

¿Qué se incluye en este libro?

Este libro está organizado en los siguientes capítulos:

Capítulo 2: Pruebas para el IBC. Ofrece una descripción general de las pruebas que se le pueden realizar, así como de la función del estado de HER2, los receptores hormonales, el riesgo genético de cáncer y las pruebas de biomarcadores.

Capítulo 3: Estadificación del cáncer de mama. Proporciona información sobre cómo se clasifica en estadios el cáncer de mama inflamatorio.

Capítulo 4: Tipos de tratamiento. Ofrece una descripción general del tratamiento del cáncer de mama inflamatorio y de lo que se puede esperar.

Capítulo 5: Tratamiento complementario. Describe qué es el tratamiento complementario y sus posibles efectos secundarios.

Capítulo 6: Tratamiento antes de la cirugía. Detalla las opciones de tratamiento específicas en función del HER2 del tumor y del estado de los receptores de hormonas (HR).

Capítulo 7: La mama después de la cirugía. Brinda más información sobre el cierre plano y la reconstrucción mamaria.

Capítulo 8: Otros recursos. Proporciona información sobre los grupos de apoyo para pacientes y dónde obtener ayuda.

Por qué debería leer este libro

Tomar decisiones sobre la atención oncológica puede ser estresante. Es posible que tenga que tomar decisiones difíciles bajo presión sobre opciones complejas.

Las NCCN Guidelines for Patients son confiables tanto para los pacientes como para los proveedores de atención médica. En ellas, se explican con claridad las recomendaciones de atención actuales formuladas por respetados expertos en la materia. Las recomendaciones se basan en las investigaciones más recientes y prácticas de los mejores centros oncológicos.

La atención oncológica no es igual para todas las personas. Si sigue las recomendaciones de los expertos para su situación, tendrá más probabilidades de mejorar su atención y obtener mejores resultados. Utilice este libro como guía para encontrar la información que necesita para tomar decisiones importantes.

¿Qué puede hacer para recibir la mejor atención?

Luche por usted mismo. Usted tiene un papel importante que desempeñar en su cuidado. En realidad, es más probable que obtenga la atención que desea si hace preguntas y toma decisiones compartidas con su equipo de atención médica. Consulte a un oncólogo que esté dispuesto a dedicar tiempo a responder todas sus preguntas. Cuanto mejor entienda la enfermedad y las opciones de tratamiento, más informadas serán las decisiones que podrá tomar. Considere la posibilidad de obtener la opinión de un especialista en cáncer de mama.

Las NCCN Guidelines for Patients le ayudarán a comprender los cuidados oncológicos. Con una mejor comprensión, estará más preparado para hablar de sus cuidados con su equipo y compartir sus inquietudes. Muchas personas se sienten más satisfechas cuando desempeñan un papel activo en su atención.

Es posible que no sepa qué preguntar a su equipo de atención médica. Eso es frecuente. Cada capítulo de este libro termina con una sección importante titulada *Preguntas para hacer*. Estas sugerencias de preguntas le ayudarán a obtener más información sobre todos los aspectos de su atención.

Dé el siguiente paso y siga leyendo para saber cuál es el mejor cuidado para usted.

“Las NCCN Guidelines for Patients son consideradas una fuente de confianza por investigadores, médicos y defensores. En ellas se establece el estándar para un tratamiento adecuado y eficaz del cáncer de mama, lo que las convierte en un buen primer paso para pacientes con diagnóstico reciente”.

2

Pruebas para el IBC

11 Pruebas médicas generales

12 Fertilidad (todos los sexos)

13 Análisis de sangre

13 Estudios de diagnóstico por imágenes

17 Biopsia

19 Estado de HER2

19 Estado de los receptores de hormonas

20 Pruebas de biomarcadores

22 Pruebas genéticas de riesgos de cáncer

23 Puntos clave

23 Preguntas para hacer

La planificación del tratamiento comienza con los estudios. En este capítulo, se presenta una descripción general de los estudios que puede realizarse y qué puede esperar.

El cáncer de mama inflamatorio (IBC) puede ser difícil de diagnosticar. A menudo, no hay ningún bulto que pueda palparse durante un examen de mama o que se pueda ver en una mamografía. Dado que hay hinchazón (edema) y enrojecimiento (eritema) de la mama, el IBC se puede parecer a una infección. Una pequeña biopsia de piel de la zona mamaria afectada puede ayudar a diagnosticar el IBC. Sin embargo, esto no

“Llevaba semanas sintiendo el sujetador incómodamente apretado. Intenté ignorarlo, pero entonces sentía dolores agudos y punzantes y la piel tenía un aspecto “raro”. Tuvieron que pasar varias consultas y finalmente ver a un cirujano para saber que tenía cáncer de mama inflamatorio (IBC). Soy enfermera y no sabía que podía tener cáncer de mama sin que hubiese un bulto”.

Guía 1 Posibles estudios
Antecedentes médicos y examen físico por parte de un equipo multidisciplinario. También se toman fotografías médicas.
Mamografía de diagnóstico. Ecografía (US) y RM mamaria, según sea necesario.
Biopsia con revisión anatomopatológica.
Hemograma completo (HC), perfil metabólico completo (PMC), inclusive pruebas de función hepática (PFH) y fosfatasa alcalina (FA).
Determinar el estado del tumor, inclusive: • El estado del receptor de estrógeno (ER), del receptor de progesterona (PR) y del receptor hormonal (HR). • Estado de HER2.
Abordar los problemas de fertilidad, control de la natalidad y salud sexual.
Pruebas y asesoramiento genético en caso de riesgo de cáncer de mama hereditario.
Diagnóstico por imágenes: • TC de tórax. Es posible que se utilice contraste. • TC o RM de abdomen con o sin pelvis. Es posible que se utilice un medio de contraste. • Gammagrafía ósea o TC/TEP-FDG.

sustituye a una biopsia del tejido mamario. El IBC es un diagnóstico clínico: un cáncer de mama comprobado mediante biopsia con características inflamatorias. Se puede tener un IBC aunque una biopsia de piel no detecte cáncer de mama en los vasos linfáticos de la piel.

Para conocer los posibles estudios, consulte la **Guía 1.**

Pruebas médicas generales

Antecedentes médicos

Los antecedentes médicos son un registro de todos los problemas de salud y tratamientos que ha tenido durante su vida. Prepárese para enumerar las enfermedades o lesiones que ha tenido y cuándo ocurrieron. Lleve una lista de los medicamentos nuevos y antiguos e incluso los de venta libre (OTC), herbarios o los suplementos que esté tomando. Algunos suplementos interactúan y afectan los medicamentos que su equipo de atención médica puede recetarle. Informe al equipo de atención médica sobre cualquier síntoma que tenga. Los antecedentes médicos, algunas veces llamados anamnesis, ayudan a determinar qué tratamiento es el mejor para usted.

Antecedentes familiares

Al igual que otras enfermedades, algunos tipos de cáncer pueden ser hereditarios. Su médico le preguntará sobre los antecedentes médicos de sus familiares consanguíneos. Esta información se llama antecedentes familiares. Pregunte a los miembros de ambos lados de su familia sobre problemas de salud como afecciones cardíacas, cáncer y diabetes, y a qué edad se los diagnosticaron. Es importante saber el tipo de cáncer específico o dónde comenzó el cáncer; si se encuentra en varios lugares y si se hicieron pruebas genéticas.

Examen físico

Durante un examen físico, el profesional sanitario puede:

- Tomar la temperatura, la presión arterial, el pulso y el ritmo de su respiración.
- Controlar su altura y peso.
- Auscultar el corazón y los pulmones.
- Observar sus ojos, oídos, nariz y garganta.
- Palpar y aplicar presión en distintas partes del cuerpo para ver si los órganos tienen tamaño normal, están blandos o duros o si duelen cuando los toca.
- Examinar sus mamas para detectar cambios clínicos como bultos, secreción o sangrado del pezón o cambios en la piel.
- Palpar los ganglios linfáticos agrandados en el cuello, la axila y la ingle.

Examen clínico de las mamas

El examen clínico de las mamas (ECM) es un examen físico de las mamas desnudas que realiza un médico para detectar bultos u otros cambios. Se realiza mientras está sentada o acostada. El médico debe tomarse el tiempo necesario para palpar (sentir) toda la mama, incluida la axila. También puede haber una enfermera o un asistente en la sala durante el examen.

Detección de malestar emocional

Es normal tener sentimientos fuertes sobre el diagnóstico de cáncer y éstos también pueden cambiar día a día y semana tras semana. Hable con su equipo de atención y con aquellas personas con quienes se encuentra a gusto sobre cómo se siente. Hay servicios, personas y medicamentos que pueden ayudarle. Puede contar con apoyo y asesoramiento. Lidiar con un diagnóstico de cáncer algunas veces puede ser estresante y provocar malestar emocional. Su equipo de atención evaluará su nivel de malestar emocional. Esto es parte de su atención del cáncer.

El malestar emocional es una experiencia desagradable de naturaleza mental, física, social o espiritual. Puede afectar cómo uno se siente, piensa y actúa. El malestar emocional puede incluir sentimientos de tristeza, miedo, impotencia, preocupación, ira y culpa. También puede sufrir depresión, ansiedad y problemas para dormir.

Puede encontrar más información sobre el malestar emocional en *NCCN Guidelines for Patients: Malestar emocional durante el tratamiento del cáncer* en NCCN.org/patientguidelines y en la aplicación NCCN Patient Guides for Cancer.

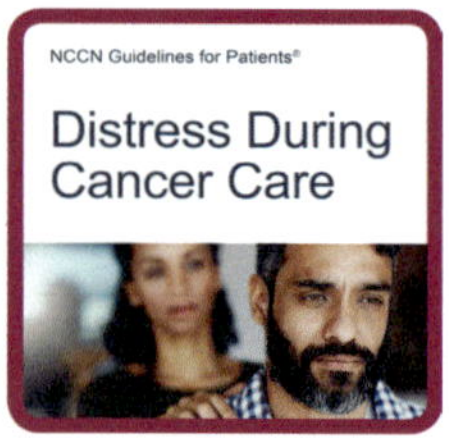

Estado funcional

El estado funcional (EF) es el nivel general de aptitud física de una persona y su capacidad para realizar tareas de la vida diaria. Su estado de salud general se puede calificar mediante una escala de estado funcional llamada índice de Eastern Cooperative Oncology Group (ECOG) o Karnofsky Performance Status (KPS). El estado funcional (EF) es un factor que se tiene en cuenta al elegir un plan de tratamiento.

Fertilidad (todos los sexos)

Algunos tipos de tratamientos, como la quimioterapia, pueden afectar la fertilidad o la capacidad para tener hijos. Si cree que desea tener hijos en el futuro, consulte a su equipo de atención médica la forma en que el cáncer y su tratamiento podrían modificar su fertilidad. Para preservar su fertilidad, tal vez deba implementar alguna medida antes de comenzar el tratamiento contra el cáncer. Las personas que deseen tener hijos en el futuro deberían consultar a un especialista en fertilidad para conversar acerca de las opciones antes de iniciar el tratamiento.

La preservación de la fertilidad consiste en dejar sus opciones abiertas, ya sea que sepa que desea tener hijos más adelante o que no tenga la certeza en este momento. Los especialistas en fertilidad y reproducción pueden ayudarle a decidir qué es lo mejor para su situación.

Puede encontrar más información sobre la preservación de la fertilidad en *NCCN Guidelines for Patients: Cáncer en adolescentes y adultos jóvenes* en NCCN.org/patientguidelines y en la aplicación NCCN Patient Guides for Cancer.

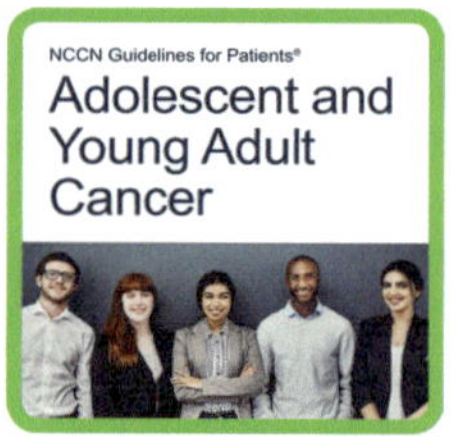

Cambios en la fertilidad

El tratamiento puede hacer que su fertilidad se vea alterada o interrumpida de manera temporal o permanente. Esta pérdida de la fertilidad se relaciona con su edad en el momento de recibir el diagnóstico, además de los tipos, la dosis y la duración del tratamiento. Hable con su equipo de atención médica sobre sus preocupaciones y si está planeando un embarazo.

Prevenir el embarazo durante el tratamiento

Es importante prevenir el embarazo durante el tratamiento. El tratamiento del cáncer puede afectar los ovarios, dañar el esperma y perjudicar el desarrollo del bebé durante el embarazo. Por lo tanto, debe evitarse el embarazo del paciente o de su pareja durante el tratamiento. Los métodos anticonceptivos no hormonales, como los dispositivos intrauterinos (DIU) y los métodos de barrera, son preferibles en las personas con diagnóstico de cáncer de mama. Los tipos de métodos de barrera incluyen condones, diafragmas, capuchones cervicales y esponja anticonceptiva. Si está embarazada o amamantando en el momento del diagnóstico de cáncer, deberán evitarse los tratamientos.

Análisis de sangre

Los análisis de sangre comprueban si hay signos de la enfermedad y el funcionamiento de los órganos. Se necesita una muestra de sangre, que se extrae con una aguja que se introduce en una vena del brazo. A continuación se describen algunos de los análisis de sangre que se le podrían realizar.

Fosfatasa alcalina

La fosfatasa alcalina (FA) es una enzima que se encuentra en la sangre. Los niveles altos de FA pueden ser un signo de que el cáncer se ha extendido a los huesos o al hígado. Es posible que se indique una gammagrafía ósea si usted tiene niveles altos de FA.

Hemograma completo

El hemograma completo (HC) mide los niveles de glóbulos rojos, glóbulos blancos y plaquetas en la sangre. Los glóbulos rojos llevan el oxígeno a todo el cuerpo, los glóbulos blancos combaten infecciones y las plaquetas controlan el sangrado.

Perfil metabólico completo

El perfil metabólico completo (PMC) mide sustancias de la sangre. Proporciona información importante sobre el funcionamiento de sus riñones e hígado, entre otras cosas.

Pruebas de función hepática

Las pruebas de función hepática (PFH) miden sustancias químicas que se producen o procesan en el hígado para observar el estado de este órgano. Si los niveles son demasiado altos o bajos, esto indica que el hígado no funciona bien o que el cáncer se ha extendido al hígado.

Prueba de embarazo

A quienes puedan quedar embarazadas se les entregará una prueba de embarazo antes de comenzar el tratamiento.

Estudios de diagnóstico por imágenes

En los estudios de diagnóstico por imágenes, se toman fotografías del interior del cuerpo. En los estudios de diagnóstico por imágenes se observan el tumor primario, o el lugar donde comenzó el cáncer, y se busca cáncer en otras partes del cuerpo.

Un radiólogo, un experto médico en interpretación de los estudios de diagnóstico por imágenes, interpretará el estudio y le enviará un informe a su médico.

Los estudios de diagnóstico por imágenes que se describen en las páginas siguientes no siguen un orden de importancia. No le harán todas estas pruebas.

Gammagrafía ósea

La gammagrafía ósea permite evaluar si el cáncer se ha extendido a los huesos.

La gammagrafía ósea utiliza un radiomarcador. Un radiomarcador es una sustancia que libera pequeñas cantidades de radiación. Antes de que se tomen las imágenes, se inyectará el radiomarcador en una vena. Pueden pasar algunas horas hasta que el radiomarcador entre en los huesos. Sin embargo, la prueba es rápida y no causa dolor.

Una cámara especial tomará imágenes del radiomarcador en los huesos a medida que se desplaza por el cuerpo. Las áreas óseas dañadas absorben más radiomarcador que el hueso sano y se muestran como puntos brillantes en las imágenes. El daño óseo puede producirse por cáncer, tratamiento contra el cáncer, lesiones previas u otros problemas de salud.

Medio de contraste

El medio de contraste es una sustancia que se utiliza para mejorar la calidad de las imágenes del interior del cuerpo. Se usan para que las imágenes sean más claras. El medio de contraste se puede tomar por boca (vía oral) o se puede administrar por vena (IV). El contraste por vía oral no se absorbe en los intestinos y se eliminará con las siguientes evacuaciones intestinales. El contraste IV se expulsa del cuerpo a través de la orina inmediatamente después de la prueba. Los tipos de medios de contraste varían y son diferentes para la TC y la RM. No todos los estudios de diagnóstico por imágenes requieren medios de contraste, pero muchos sí.

Avise a su equipo de atención si ha tenido reacciones alérgicas al medio de contraste en el pasado. Esto es importante. Es posible que le administren medicamentos para evitar los efectos de dichas alergias. Es posible que no se utilice el medio de contraste si tiene una alergia grave o si sus riñones no funcionan bien.

¿Cuál es la diferencia entre una mamografía de detección y una de diagnóstico?

Una mamografía es una imagen del interior de su mama que se realiza mediante radiografías. Durante la mamografía, la mama se presiona entre dos placas mientras usted se coloca en diferentes posiciones. Se toman múltiples radiografías. Una computadora combina estas radiografías para formar imágenes detalladas.

- Las **mamografías de detección** se realizan de forma periódica cuando no hay signos o síntomas de cáncer de mama. Los resultados tardan unos días.
- Las **mamografías de diagnóstico** se utilizan para aquellas personas que presentan síntomas como un bulto, dolor, engrosamiento o secreción del pezón, o cuyas mamas han cambiado de forma o tamaño. A menudo se utiliza una ecografía (US) junto con una mamografía de diagnóstico.
- Las **mamografías de diagnóstico** también se utilizan para examinar de cerca una zona anormal encontrada en una mamografía de detección.
- Un radiólogo evaluará la **mamografía de diagnóstico** mientras usted espera para que se realicen de inmediato todas las pruebas adicionales que sean necesarias.
- Ambos tipos de mamografías utilizan rayos X de baja dosis para examinar la mama. Se pueden realizar mamografías digitales bidimensionales (2D) estándar o las mamografías tridimensionales (3D) conocidas como tomosíntesis.

TC

Una exploración por tomografía computarizada (TC o TAC) usa rayos X y tecnología para tomar imágenes del interior del cuerpo. Toma varias radiografías de la misma parte del cuerpo desde distintos ángulos. Todas las imágenes se combinan para hacer una imagen detallada. Suele usarse un medio de contraste intravenoso (i. v.).

Mamografía de diagnóstico

Una mamografía es una imagen del interior de su mama. Las fotos se toman con rayos X. Una computadora combina estas radiografías para formar imágenes detalladas. Una mamografía bilateral incluye imágenes de ambas mamas. Los resultados de la mamografía se utilizan para planificar el tratamiento.

Las mamografías de diagnóstico examinan áreas específicas de su mama, que pueden no verse claramente en las mamografías de detección. Se usan para ver el tumor y el tamaño del tumor o de los tumores. Las mamografías de diagnóstico incluyen una compresión adicional en determinadas zonas de la mama, vistas aumentadas o la rotación de la mama para obtener imágenes de otras zonas. Otras pruebas pueden incluir una RM o una ecografía mamaria.

RM

La exploración por resonancia magnética (RM) usa ondas sonoras e imanes potentes para tomar fotografías del interior del cuerpo. No se utilizan rayos X, lo que significa que no se emite radiación al organismo durante el estudio. Debido a los imanes muy potentes que se utilizan en el aparato de RM, informe al técnico si tiene algún metal o marcapasos en su cuerpo. Durante la prueba, es probable que se le pida que contenga la respiración durante 10 o 20 segundos mientras el técnico toma las imágenes. Suele usarse un medio de contraste.

RM mamaria

Si es necesario, se realizará una resonancia magnética (RM) de mama además de una mamografía. En una RM mamaria, usted se coloca boca abajo con los brazos por encima de la cabeza.

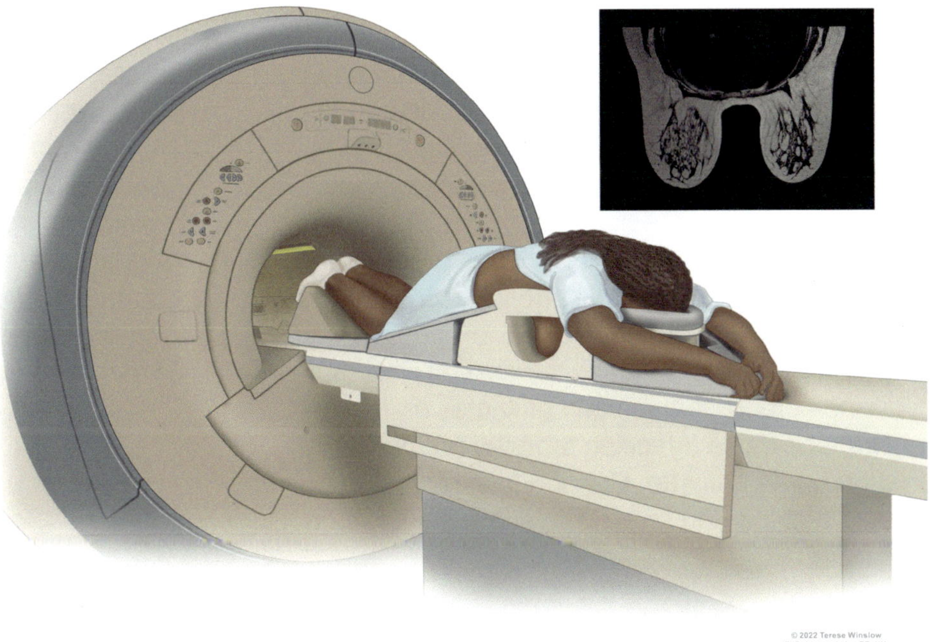

El resonador magnético cerrado tiene un diseño de cápsula en la que el imán rodea a la persona. El espacio es pequeño y cerrado. El resonador magnético abierto tiene un imán en la parte superior y en la inferior, lo que permite que haya una abertura en cada extremo. Los resonadores cerrados son más comunes que los abiertos. Por lo tanto, si tiene claustrofobia (miedo a los espacios cerrados), asegúrese de hablar con su equipo de atención médica sobre ello. Las RM tardan más que las TC.

- Si es necesario, se usará una **resonancia magnética (RM) de mama** además de una mamografía. Se le colocará boca abajo en la máquina con los brazos por encima de la cabeza.
- Se puede usar una **RM del cerebro o la columna vertebral** para detectar el cáncer de mama que se extendió (que hizo metástasis) a la columna vertebral o al cerebro.

Exploración por TEP

En la TEP (tomografía por emisión de positrones) se utiliza un fármaco radiactivo llamado radiomarcador. El radiomarcador es una sustancia que se inyecta en una vena para ver en qué lugar del cuerpo se encuentran las células cancerosas y cuánto azúcar consumen. Esto da una idea de la rapidez del crecimiento de las células cancerosas. Las células cancerosas aparecen como puntos brillantes en las exploraciones por TEP. Sin embargo, no todos los tumores aparecerán en una exploración por TEP. Además, no todos los puntos brillantes detectados en la exploración por TEP son cáncer. Es normal que el cerebro, el corazón, los riñones y la vejiga se vean brillantes en la TEP. La inflamación o la infección también pueden verse como un punto brillante. Cuando la exploración por TEP se combina con una TC se llama exploración por TEP/TC.

- Una **TC/TEP-FDG** utiliza un radiomarcador llamado fluorodesoxiglucosa (FDG). Está compuesto por fluoruro y una forma simple de azúcar llamada glucosa. No puede comer o beber durante al menos 4 horas antes del estudio. Esta exploración es más útil cuando los resultados de otros estudios por imágenes no son claros.
- Una **TEP/TC con fluoruro de sodio** utiliza un radiomarcador hecho de fluoruro de sodio.
- Una **TC/TEP-FES** utiliza FES, que es una forma radiactiva de la hormona estrógeno. La TC/TEP-FES puede utilizarse cuando el cáncer tiene receptores de estrógeno positivos (ER+).

El cáncer de mama inflamatorio puede ser difícil de diagnosticar. Pida derivación a un especialista en mamas, si es posible.

Ecografía

En la ecografía se usan ondas sonoras de energía alta para generar imágenes del interior del cuerpo. Es similar a la ecografía utilizada para el embarazo. Se sostiene una sonda en forma de varilla (transductor) y se mueve sobre la mama desnuda con un gel. También se puede colocar debajo de la axila. La ecografía no causa dolor y no utiliza rayos X, por lo que puede repetirse todas las veces que sea necesario. La ecografía sirve para mostrar pequeñas áreas de cáncer que están cerca de la piel. A veces, se usa una ecografía o RM mamaria para guiar una biopsia.

Biopsia

Una biopsia es la extracción de una muestra de tejido del cuerpo para analizarlo. Un anatomopatólogo examinará la biopsia para determinar si hay cáncer y redactará un informe anatomopatológico. Consulte sobre los resultados de su biopsia y qué significa para su tratamiento.

Hay distintos tipos de biopsias. Algunas biopsias se guían por imágenes, como una ecografía o una RM. La biopsia se toma primero del tumor primario o principal. También se pueden hacer biopsias de otros tumores o tumores en diferentes áreas. Es posible que le extirpen tejido de la mama, los ganglios linfáticos o ambos.

Los tipos de biopsias posibles incluyen:

- La **aspiración con aguja fina (AAF) o biopsia por punción con aguja gruesa (BAG)** utiliza agujas de diferentes tamaños para extraer una muestra de tejido o líquido. En la **biopsia con aguja gruesa asistida por vacío (VACB),** se utiliza aspiración a través de una aguja para extraer la muestra con un dispositivo de vacío especial.
- La **biopsia por escisión** extrae toda la zona anormal. No es el tipo de biopsia preferido, pero puede ser necesario si no hay otros métodos posibles o cuando los resultados de la biopsia no coinciden con los hallazgos esperados. La biopsia por escisión suele realizarse bajo anestesia en un quirófano.
- La **biopsia de piel** toma una pequeña muestra de piel inflamada de la mama.

Antes de realizar las biopsias, normalmente se inyecta un medicamento anestésico en la zona. Una biopsia con aguja gruesa extrae más de una muestra de tejido, pero normalmente a través de la misma zona de la mama. Las muestras son pequeñas.

La aguja a menudo se guía hacia el tumor con imágenes. Cuando se usa una mamografía durante una biopsia, se denomina biopsia estereotáctica con aguja.

Se pueden colocar uno o más clips cerca del tumor de mama durante una biopsia. Los clips son pequeños, no provocan dolor y están hechos de metal. Se usan para marcar el sitio para futuros tratamientos e imágenes. Los clips permanecen en su lugar hasta la cirugía. Si la zona donde se hizo la biopsia es benigna, el clip permanecerá en su lugar para marcar el sitio de la biopsia en futuras imágenes. El clip no causa problemas, incluso si se deja en el lugar durante mucho tiempo. Podrá pasar por la seguridad del aeropuerto y realizarse una RM.

Biopsia con aguja del ganglio linfático axilar

Un ganglio linfático axilar (ALN) drena linfa de la mama y áreas cercanas. En una biopsia de ganglio linfático axilar, se toma una muestra del ganglio linfático cerca de la axila con una aguja. Esto sirve para determinar si los ganglios linfáticos anormales observados en los estudios de diagnóstico por imágenes contienen células cancerosas. Se utilizará una biopsia por aspiración con aguja fina (US-FNA) o por punción con aguja gruesa guiada por ecografía. Si hay cáncer, se denomina ganglio positivo (ganglio+). Se puede colocar un marcador en el ganglio para poder identificarlo posteriormente si es necesario.

Biopsia del ganglio linfático centinela

Un ganglio linfático centinela (SLN) es el primer ganglio linfático al que las células cancerosas tienen más probabilidades de extenderse desde un tumor primario. A veces, puede haber más de un ganglio linfático centinela. La extracción de los ganglios linfáticos centinela durante la cirugía se llama biopsia de ganglio linfático centinela (SLNB o SNB). Este procedimiento se realiza durante la cirugía, como una mastectomía (cirugía para extirpar la mama) o una tumorectomía (cirugía para extirpar un tumor), para determinar si alguna célula cancerosa se desplazó hacia los ganglios linfáticos. Los ganglios linfáticos extirpados se denominan ganglios centinela. Pueden o no contener células cancerosas. El hecho de que se extirpen estos ganglios no quiere decir que sean positivos.

Para encontrar el ganglio linfático centinela, se inyecta un material radiactivo y otros medios de contraste en la zona donde se encuentra el tumor. Desde allí, el medio de contraste circula a través del sistema linfático de la mama a los ganglios linfáticos. Esto ayuda al cirujano a encontrar los ganglios linfáticos centinela entre los otros ganglios. Una vez que se encuentran los ganglios, aquellos que contienen material radioactivo o medio de contraste se extirpan y se someten al análisis de un anatomopatólogo. Si hay cáncer, entonces se puede extirpar más de los ganglios linfáticos centinela.

Biopsia de piel

Es probable que se extirpe una muestra de piel inflamada de la mama para diagnosticar el cáncer de mama inflamatorio.

Resultados de la biopsia

La histología es el estudio de la anatomía (estructura) de las células, los tejidos y los órganos observados al microscopio. Sirve para tomar decisiones acerca del tratamiento. Su informe anatomopatológico contendrá información sobre la histología.

Biopsia

En una biopsia, se extrae una muestra del tumor. Hay distintos tipos de biopsia. Esta imagen muestra una biopsia con aguja guiada por ecografía.

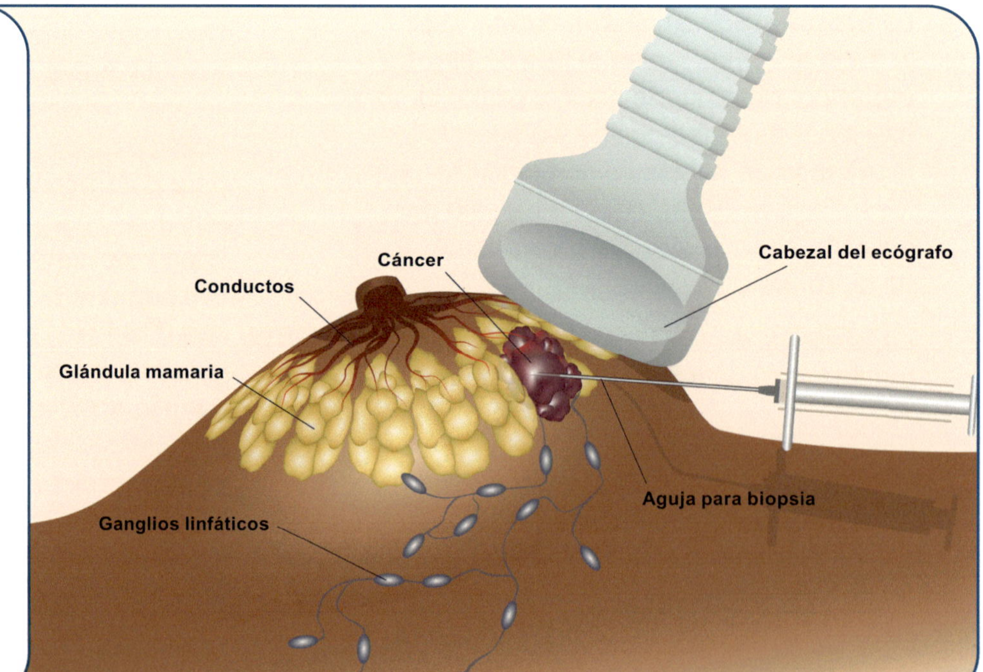

Estado de HER2

Los cánceres de mama inflamatorios a menudo producen cantidades de HER2 superiores a las normales. El receptor 2 del factor de crecimiento epidérmico humano (HER2) es una proteína que participa en el crecimiento normal de las células. Se encuentra en la superficie de todas las células. Cuando la cantidad es elevada, provoca que las células se desarrollen y se dividan. Algunos cánceres de mama tienen demasiados genes o receptores HER2. Cuando hay demasiados HER2, se denomina HER2 positivo (HER2+). Es posible que también se lo conozca como sobreexpresión o amplificación de HER2.

Existen dos pruebas para HER2:

- La **inmunohistoquímica (IHQ)** mide los receptores. Si la puntuación de IHQ es de 3 o superior, el cáncer es HER2+. Si la puntuación es 0 o 1, se considera que es HER2 negativo (HER2-). Si la puntuación es 2 o superior, deben realizarse más pruebas.
- La **hibridación *in situ* (ISH)** cuenta la cantidad de copias del gen *HER2*. Esta prueba se realiza principalmente cuando la puntuación de IHQ no es clara.

Se debe realizar una prueba de HER2 en todos los tumores nuevos. Se utiliza la muestra de biopsia. Es posible que le realicen más de una prueba de HER2.

Inmunohistoquímica

La inmunohistoquímica (IHQ) es un proceso de tinción especial que implica incorporar marcadores químicos a las células cancerosas o a las células del sistema inmunitario. Luego, las células se estudian con un microscopio. La IHQ puede detectar receptores de estrógeno, progesterona y los receptores de HER2 en las células del cáncer de mama. Un anatomopatólogo medirá cuántas células tienen receptores de estrógeno o progesterona y la cantidad de receptores dentro de cada célula.

FISH o ISH

La hibridación *in situ* con sondas fluorescentes (FISH) u otros métodos ISH, como el ISH dual, son métodos de análisis en los que se utilizan unos tintes especiales llamados sondas que se adhieren a partes del ADN, el material genético de las células de una persona.

Estado de los receptores de hormonas

La sangre transporta hormonas por todo el cuerpo. Las hormonas son sustancias producidas por una glándula del cuerpo. Un receptor es una proteína que se encuentra en el interior o en la superficie de una célula. Cuando las sustancias como las hormonas se adhieren (unen) a estos receptores, se provocan cambios dentro de la célula. Cuando las hormonas se unen a los receptores dentro de las células del cáncer de mama, pueden hacer que el cáncer se extienda. Cuando se detectan, se puede utilizar el tratamiento hormonal para enfocarse en estos receptores.

Existen dos tipos de receptores de hormonas:

- **Estrógeno:** cumple una función en el desarrollo del ovario, el útero y la mama.
- **Progesterona:** cumple una función en el ciclo menstrual y el embarazo.

Se debe realizar una prueba de los receptores de hormonas (HR) en los tumores nuevos. Se utilizan las muestras de biopsia.

Receptor de hormonas positivo

En el cáncer de mama con receptores de hormonas positivos (HR+) o sensibles a las hormonas, la IHQ detecta receptores de estrógenos (ER+), receptores de la hormona progesterona (PR+) o ambos (ER+/PR+). La mayoría de los cánceres de mama son ER+/PR+ o ER+/PR-.

- El **receptor de estrógeno (ER)** se estimula por el estrógeno y proporciona señales de supervivencia y proliferación (crecimiento rápido). Las células cancerosas privadas de estrógenos o a las que se les bloquea la señal del ER con un tratamiento pueden dejar de crecer o morir.
- El **receptor de progesterona (PR)** se une a la progesterona y proporciona señales de supervivencia y proliferación. Se cree que la expresión del PR también indica que el tumor es dependiente del estrógeno. Un tumor ER-/PR+ es relativamente poco frecuente.

El cáncer de mama con HR+ se trata con terapia hormonal, que bloquea la señalización del receptor de estrógeno o reduce la producción de estrógeno.

Receptor de hormonas negativo

Las células de cáncer de mama con prueba negativa de receptores de hormonas (HR-) no tienen receptores de hormonas de estrógeno o progesterona. Este tipo de cáncer a veces se llama simplemente cáncer con receptor de hormonas negativo. Los cánceres HR- suelen crecer más rápido que los cánceres HR+. Tanto los receptores de estrógeno como los de progesterona deben ser negativos para que el cáncer se considere HR-.

Pruebas de biomarcadores

Se puede analizar una muestra de una biopsia del tumor para detectar mutaciones o alteraciones específicas del ADN (ácido desoxirribonucleico), niveles de proteínas u otras características moleculares. Esta información se utiliza para elegir el mejor tratamiento para usted. Algunas veces también se llaman estudios moleculares, perfiles tumorales, secuenciación tumoral, perfiles de expresión génica o pruebas genómicas.

Células de cáncer de mama con receptor de estrógeno positivo (ER+)

- En el caso del cáncer de mama con ER+, las pruebas detectan receptores de hormonas de estrógeno en al menos 1 de cada 100 células cancerosas.
- En el caso del cáncer de mama invasivo con receptor de estrógeno positivo bajo las pruebas detectan receptores de hormonas de estrógeno en 1 a 10 de cada 100 células cancerosas.

Las pruebas de biomarcadores incluyen pruebas de genes o sus productos (proteínas). Identifica la presencia o ausencia de mutaciones y ciertas proteínas que podrían indicar el tratamiento. Las proteínas se escriben de la siguiente manera: BRCA. Los genes se escriben en cursiva de la siguiente manera: *BRCA*. El estado de HER2 y del receptor de hormona son parte de las pruebas de biomarcadores. El equipo de atención le recomendará los mejores tipos de pruebas de biomarcadores que son importantes para usted.

Las pruebas de biomarcadores o de mutaciones se realizan con más frecuencia en el cáncer de mama metastásico. Consulte más información en *NCCN Guidelines for Patients: Cáncer de mama metastásico* en NCCN.org/patientguidelines y en la aplicación NCCN Patient Guides for Cancer.

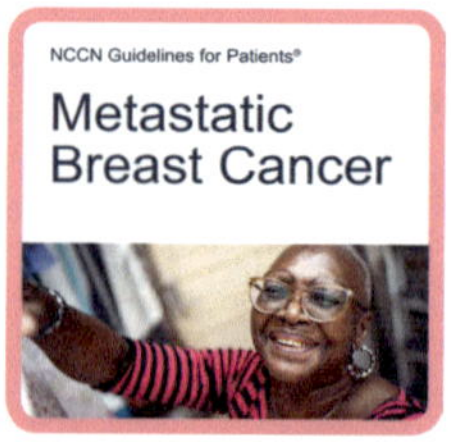

Prueba de mutaciones tumorales

Es posible que se utilice una muestra de sangre o del tumor para ver si las células cancerosas tienen mutaciones específicas del ADN. Esta es una prueba de ADN distinta de las pruebas genéticas para mutaciones que puede haber heredado de sus padres biológicos. En las pruebas de mutación tumoral, solo se analiza el tumor y no el resto del cuerpo.

Las pruebas se realizan utilizando una variedad de métodos como FISH, ISH, IHQ, secuenciación de la próxima generación (NGS), o reacción en cadena de la polimerasa (PCR). Estos métodos se utilizan para identificar la presencia de mutaciones, alteraciones, reordenamientos o fusiones genéticas.

- Hay tratamientos específicos que se pueden enfocar en ciertas mutaciones, como *PIK3CA, AKT1, PTEN, ESR1, NTRK,* y *RET*. En los tumores receptores de hormonas positivos (HR+) se realizan pruebas para las mutaciones de *ESR1* y *RET*.

Prueba de PD-L1

El ligando de muerte programada 1 (PD-L1) es una proteína inmunológica. Si esta proteína se expresa en la superficie de las células cancerosas, puede provocar que las células del sistema inmunitario ignoren a las células cancerosas e inhiban la respuesta inmunitaria antitumoral. Si el cáncer expresa PD-L1, es posible que reciba un tratamiento que combine quimioterapia y un tratamiento con inhibidores del punto de control. Esto está diseñado para activar al sistema inmunitario a fin de que combata mejor a las células cancerosas.

Carga mutacional tumoral

Cuando hay 10 o más mutaciones por millón de pares de bases de ADN tumoral, se denomina carga mutacional tumoral alta (TMB-H). La TMB-H puede utilizarse para ayudar a predecir la respuesta al tratamiento del cáncer con inhibidores del punto de control inmunitario dirigidos contra la proteína PD-L1.

Mutación de MSI-H/dMMR

Los microsatélites son cadenas cortas y repetidas de ADN. Cuando se producen errores o defectos, se solucionan con proteínas de reparación de desajustes (MMR). Algunos tipos de cáncer tienen mutaciones de ADN que generan cambios que impiden que se corrijan estos errores. Esto se denomina inestabilidad de microsatélites (MSI) o deficiencia de MMR (dMMR). Cuando las células cancerosas tienen más de una cantidad normal de microsatélites, se denomina MSI alto (MSI-H). Esto a menudo se debe a los genes dMMR.

Marcadores tumorales

Es posible que se analice la sangre o el tejido de la biopsia para detectar proteínas, lo que se conoce como marcadores tumorales. Conocer esta información puede ayudar a planificar el tratamiento. Algunos ejemplos de marcadores tumorales en el cáncer de mama incluyen el antígeno carcinoembrionario (CEA), CA 15-3 y CA 27.29. En caso de aumento en el nivel de ciertos marcadores tumorales, esto puede indicar que el cáncer se ha desarrollado o extendido (ha progresado). Sin embargo, no todas las personas tienen niveles elevados de estos marcadores y los marcadores tumorales por sí solos no son un método confiable para detectar el cáncer de mama. Por lo tanto, no se comprueban de manera rutinaria y dependen de su situación individual.

Biopsia líquida

Pueden encontrarse algunos cambios (mutaciones) anormales al analizar el ADN tumoral circulante (ctDNA) en la sangre. En una biopsia líquida, se extrae una muestra de sangre para buscar células cancerosas o fragmentos de ADN de células tumorales. A veces, las pruebas pueden agotar rápidamente una muestra tumoral y la biopsia líquida podría ser una opción en este caso.

Pruebas genéticas de riesgos de cáncer

Aproximadamente 1 de cada 10 cánceres de mama son hereditarios. Según sus antecedentes familiares u otras características de su cáncer, es posible que el profesional de atención médica le indique pruebas genéticas hereditarias para obtener más información sobre el cáncer que padece. Un asesor genético o proveedor calificado hablará con usted sobre los resultados. Los resultados de la prueba se pueden utilizar para guiar la planificación del tratamiento.

Los análisis genéticos se realizan con sangre o saliva (se recoge saliva en un frasquito o se pasa un hisopo por el interior de la mejilla). El objetivo consiste en buscar mutaciones genéticas heredadas de sus padres biológicos (de nacimiento), llamadas mutaciones de la estirpe germinal. Algunas mutaciones pueden ponerlo en riesgo de tener más de un tipo de cáncer. También puede transmitir estos genes a sus hijos. Además, otros familiares pueden ser portadores de estas mutaciones. Informe a su equipo de atención médica si tiene antecedentes familiares de cáncer.

Puede encontrar más información sobre las pruebas genéticas de riesgos de cáncer en *NCCN Guidelines for Patients: Análisis genéticos para cáncer hereditario de mama, ovario, páncreas y próstata* en NCCN.org/patientguidelines y en la aplicación NCCN Patient Guides for Cancer.

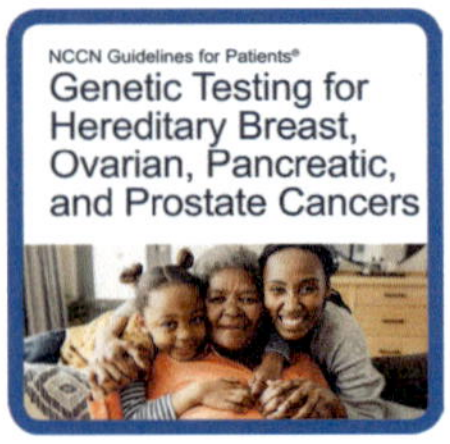

Los estudios llevan tiempo. Los resultados de las pruebas pueden tardar días o semanas en llegar.

Pruebas de *BRCA*

Todas las personas tienen genes *BRCA*. Los genes *BRCA* normales ayudan a prevenir el crecimiento del tumor. Colaboran con la reparación de las células dañadas y permiten que las células crezcan de forma normal. Las mutaciones de *BRCA* lo ponen en riesgo de contraer más de un tipo de cáncer. Las mutaciones en *BRCA1* o *BRCA2* aumentan el riesgo de contraer cáncer de mama, ovarios, próstata, colorrectal, páncreas o melanoma. Los genes *BRCA* con mutación también pueden afectar la eficacia de algunos tratamientos. Es posible que se deban repetir estos estudios.

Otros genes

Se pueden realizar pruebas para otros genes, como *PALB2, p53, CHEK2* y *ATM*. Por ejemplo, *PALB2* contribuye normalmente a prevenir el cáncer. Cuando *PALB2* muta, deja de funcionar correctamente. Quienes tienen la mutación de *PALB2* tienen un mayor riesgo de padecer cáncer de mama.

Puntos clave

- El cáncer de mama inflamatorio (IBC) puede ser difícil de diagnosticar. A menudo, no hay ningún bulto que pueda palparse durante un examen de mama o que se pueda ver en una mamografía. Dado que hay hinchazón (edema) y enrojecimiento (eritema) de la mama, el IBC se puede parecer a una infección. A menudo, se realiza una biopsia de la piel afectada para diagnosticar el tumor.
- El tratamiento puede afectar su fertilidad o la capacidad para tener hijos. Es posible que se le refiera a un especialista en fertilidad para conversar acerca de las opciones de preservación de la fertilidad.
- Una mamografía de diagnóstico incluye imágenes detalladas de ambas mamas. Es diferente a una mamografía de detección.
- Durante una biopsia, se extraen muestras de tejido o líquidos para analizar. Las muestras se necesitan para confirmar la presencia de cáncer y realizar pruebas en células cancerosas.
- Se analizará una muestra de la biopsia de su tumor para determinar el estado del receptor de estrógeno (ER), el estado del receptor de progesterona (PR), el estado de HER2 y el grado (histología). Esto ofrece información sobre el comportamiento de su cáncer y sobre los tratamientos a los que puede responder. Se pueden realizar otras pruebas de biomarcadores. El IBC puede variar en su expresión de estos receptores y no se limita a un subtipo de cáncer de mama.
- Un ganglio linfático centinela (SLN) es el primer ganglio linfático al que las células cancerosas tienen más probabilidades de extenderse desde un tumor primario. Se puede hacer una biopsia del ganglio linfático centinela (SNLB) para detectar si hay cáncer en los ganglios linfáticos.
- Aproximadamente 1 de cada 10 cánceres de mama son hereditarios. Según sus antecedentes familiares u otras características de su cáncer, es posible que su profesional de atención médica le indique pruebas genéticas hereditarias o lo derive a un asesor genético.

Preguntas para hacer

- ¿A qué tipos de biopsia me someteré? ¿Me realizarán una biopsia de piel?
- ¿Qué pruebas se realizarán en el tumor?
- ¿Cuándo estarán listos los resultados de las pruebas y quién los comentará conmigo?
- ¿Cuál es el estado de los receptores de hormonas y HER2 del tumor?
- ¿Qué características o mutaciones tumorales se analizarán?

3

Estadificación del cáncer de mama

25 ¿Cómo se estadifica el cáncer de mama?

27 Clasificación TNM

28 Estadios numerados

29 Puntos clave

29 Preguntas para hacer

La estadificación del cáncer se usa para reflejar el pronóstico y para orientar las decisiones sobre el tratamiento. Describe el tamaño y la ubicación del tumor y si el cáncer se ha extendido a los ganglios linfáticos o a otros órganos o partes del cuerpo. También tiene en cuenta el receptor de hormonas (HR) y el estado de HER2, y los resultados del tratamiento habitual.

La mayoría de los cánceres de mama inflamatorios (IBC) son carcinomas ductales invasivos. Se trata de un cáncer que comenzó en las células que recubren los conductos lácteos y se diseminó al tejido circundante. En el momento del diagnóstico, el IBC es una enfermedad en estadio 3 o 4. En el estadio 3, el tumor puede ser de cualquier tamaño y estar en los ganglios linfáticos, los ganglios linfáticos pueden estar fijos (o no moverse) o el cáncer puede afectar la piel o la pared torácica. Se llama también enfermedad avanzada. En el estadio 4, el cáncer se ha extendido a otras partes del cuerpo (hizo metástasis).

¿Cómo se estadifica el cáncer de mama?

El estadio del cáncer es una forma de describir la extensión del cáncer en el momento en que se diagnostica por primera vez. Según los estudios, a su cáncer se le asignará un estadio. La estadificación ayuda a predecir el pronóstico y a tomar decisiones sobre el tratamiento. El pronóstico es el curso que probablemente tomará su cáncer.

Información que se recaba durante la estadificación:

- **La extensión (el tamaño) del tumor (T):** ¿qué tan grande es el cáncer? ¿Se ha extendido a zonas cercanas?
- **La extensión a los ganglios linfáticos cercanos (N):** ¿el cáncer se ha esparcido a los ganglios linfáticos cercanos? En caso afirmativo, ¿a cuántos? ¿Dónde?
- **La extensión (metástasis) hacia zonas alejadas (M):** ¿el cáncer se ha esparcido a órganos distantes, como los pulmones o el hígado?
- **Estado de receptores de estrógeno (ER):** ¿el cáncer tiene la proteína llamada receptor de estrógeno?
- **Estado de receptores de progesterona (PR):** ¿el cáncer tiene la proteína llamada receptor de progesterona?
- **Estado del receptor 2 del factor de crecimiento epidérmico humano (HER2):** ¿el cáncer genera demasiada cantidad de una proteína llamada HER2?
- **Grado del cáncer (G):** ¿cuánto se parecen las células cancerosas a las células normales?
- **Pruebas de biomarcadores:** ¿el cáncer tiene algún gen, proteína, marcador o mutación que pueda indicar el tratamiento?

La estadificación se basa en una combinación de información para llegar a un estadio final numerado. Tiene en cuenta lo que se puede sentir durante un examen físico, lo que se puede ver en los estudios de diagnóstico por imágenes y lo que se encuentra durante una biopsia o cirugía. A menudo no se dispone de toda la información en la evaluación inicial. Se puede recopilar más información a medida que comienza el tratamiento.

La estadificación puede ser:

- **Anatómica:** en función de la extensión del cáncer según lo definido por el tamaño del tumor (T), el estado de los ganglios linfáticos (N) y la metástasis a distancia (M).
- **Pronóstica:** incluye los rasgos anatómicos TNM más el grado tumoral y el estado de los biomarcadores, como el receptor 2 del factor de crecimiento epidérmico humano (HER2), el receptor de estrógeno (ER) y el receptor de progesterona (PR). El estadio pronóstico también incluye suponer que recibe el tratamiento habitual.

La estadificación del cáncer de mama a menudo se realiza en dos oportunidades: antes y después de la cirugía. La estadificación después de la cirugía proporciona datos más específicos y precisos sobre el tamaño del cáncer y el estado de los ganglios linfáticos.

Estadio clínico

El estadio clínico (c) es la calificación otorgada antes del tratamiento. Por ejemplo, puede calificarse como cT1 o cN2. En el cáncer de mama, el estadio clínico se basa en los resultados de las imágenes y las biopsias. Estos estudios se realizan antes de cualquier tratamiento como parte del diagnóstico inicial.

Estadio anatomopatológico

El estadio anatomopatológico (p) o quirúrgico se determina al examinar el tejido extraído durante la cirugía. Por ejemplo, puede calificarse como pN2. Si se le administra tratamiento farmacológico antes de la cirugía, entonces en la calificación se agregará una "y" y sería similar a ypT3.

Estadificación clínica

Estadificación clínica de los ganglios linfáticos antes de la cirugía

- **El cáncer está en los ganglios axilares**
- **El cáncer está en los ganglios mamarios internos**
- **El cáncer está en los ganglios infraclaviculares**
- **El cáncer está en los ganglios supraclaviculares**

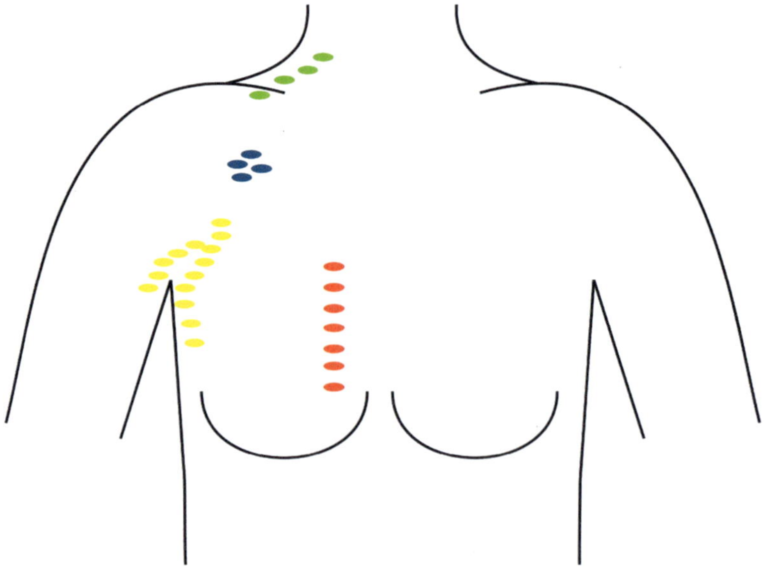

Clasificación TNM

El sistema TNM (tumor, ganglio y metástasis) se usa para estadificar el cáncer de mama. En este sistema, las letras T, N y M (tumor, ganglio y metástasis) describen diferentes áreas del crecimiento del cáncer. Según los resultados de los estudios, su médico asignará una puntuación o un número a cada letra. Cuanto más alto el número, más grande es el tumor o mayor es la extensión del cáncer. Estas puntuaciones se combinan para asignar un estadio al cáncer. Un ejemplo del sistema TNM se vería así: T3N2M0 o T3, N2, M0.

- **T (tumor):** profundidad y extensión de los tumores principales (primarios) en una o ambas mamas.
- **N (ganglio):** si el cáncer se ha extendido a los ganglios linfáticos cercanos (regional).
- **M (metástasis):** si el cáncer se ha extendido a partes distantes del cuerpo o hizo metástasis.

T = Tumor

El tamaño del tumor primario se puede medir en centímetros (cm) o milímetros (mm). Una pulgada equivale a 2,54 cm. Un guisante grande mide 1 cm (10 mm). Una pelota de golf mide 4 cm (40 mm). Una micrometástasis tumoral es una colección muy pequeña de células cancerosas que mide menos de 1 mm. Podría escribirse como T1mi. Ipsilateral significa en el mismo lado del cuerpo.

- **T1:** el tumor mide 2 cm (20 mm) o menos.
- **T2:** el tumor mide de 2,1 cm a 5 cm.
- **T3:** el tumor mide más de 5 cm.
- **T4:** el tumor es de cualquier tamaño y ha invadido estructuras cercanas como la pared torácica y la piel de la mama.
- **T4d:** el tumor es un carcinoma inflamatorio (IBC).

N = Ganglios linfáticos regionales

Linfático, un líquido transparente que contiene células que ayudan a combatir infecciones y otras enfermedades, drena a través de conductos hacia los vasos linfáticos. Desde allí, el sistema linfático drena hacia los ganglios linfáticos. Los ganglios linfáticos funcionan como filtros para ayudar a combatir las infecciones.

Los ganglios linfáticos regionales son aquellos que se encuentran cerca de la mama en la axila. Si el cáncer de mama se extiende, a menudo se dirige primero a los ganglios linfáticos cercanos que se encuentran debajo del brazo. También se puede extender a los ganglios linfáticos que se encuentran cerca de la clavícula o cerca del esternón. Sin embargo, es posible que las células cancerosas viajen a través de la linfa y la sangre a otras partes del cuerpo sin haber pasado antes por los ganglios linfáticos. Saber si el cáncer se ha extendido a los ganglios linfáticos ayuda a los médicos a encontrar la mejor manera de tratarlo.

- **N0** significa que no hay cáncer en los ganglios linfáticos regionales. Puede haber células tumorales aisladas (ITC). Se trata de grupos de células malignas de un tamaño no superior a 0,2 mm.
- **N1mi** significa que hay micrometástasis (aproximadamente 200 células de más de 0,2 mm, pero no mayor a 2,0 mm) en los ganglios linfáticos.
- **N1, N2, N3** significa que hay metástasis en los ganglios linfáticos regionales. Cuanto mayor es el número, más ganglios linfáticos tienen metástasis.

M = Metástasis

El cáncer que se ha extendido a partes distantes del cuerpo se muestra como M1. Esto es cáncer de mama metastásico (MBC). Los sitios más comunes para la metástasis son el hueso y el pulmón.

- **M0** significa que no hay metástasis a distancia conocida.
- **M1** significa que hay metástasis a distancia. Esto es cáncer de mama metastásico.

Grado

El grado describe qué tan anormales se ven las células tumorales al microscopio (características histológicas). Los cánceres de alto grado tienden a crecer y extenderse más rápido que los cánceres de bajo grado. GX significa que no se puede determinar el grado, seguido de G1, G2 y G3. G3 es el grado más alto para el cáncer de mama. Un tumor de bajo grado tiene un riesgo bajo de recurrencia. Un tumor de alto grado tiene un mayor riesgo de recurrencia (reaparición del cáncer).

- **GX:** no se puede determinar el grado
- **G1:** bajo
- **G2:** intermedio
- **G3:** alto

Estadios numerados

Los estadios numerados se basan en la clasificación de TNM y en el estado del receptor (de la hormona y de HER2). Los estadios van del estadio 0 al estadio 4, que es el más avanzado. Se pueden escribir como estadio 0, estadio I, estadio II, estadio III y estadio IV. El cáncer de mama inflamatorio (IBC) se encuentra en estadio 3 (invasivo) o 4 (metastásico).

- **El estadio 0 es no invasivo:** el cáncer de mama no invasivo se clasifica como estadio 0. El carcinoma ductal *in situ* (DCIS) se encuentra solo en los conductos (Tis). No se extendió al tejido mamario circundante, los ganglios linfáticos (N0) o sitios distantes (M0).
- **Los estadios 1, 2 y 3 son invasivos, pero no metastásicos:** el cáncer de mama invasivo se clasifica en estadio 1, 2 o 3. Se ha desarrollado fuera de los conductos, los lóbulos o el tejido mamario. Este cáncer puede encontrarse en los ganglios linfáticos axilares.
- **El estadio 4 es metastásico:** en el estadio 4 del cáncer de mama, el cáncer se ha extendido a zonas distantes. Puede desarrollarse en estadios anteriores. A veces, el primer diagnóstico es de cáncer de mama metastásico de estadio 4 (llamado *de novo*).

Puntos clave

- La estadificación ayuda a predecir el pronóstico y a tomar decisiones sobre el tratamiento. El pronóstico es el curso que probablemente tomará su cáncer. En el momento del diagnóstico, el IBC se encuentra en estadio 3 o 4.
- El sistema TNM (tumor, ganglio y metástasis) se usa para estadificar el cáncer de mama.
- La estadificación del cáncer de mama a menudo se realiza en dos oportunidades: antes y después de la cirugía.
- El estadio clínico (c) es la calificación otorgada antes del tratamiento. Se escribe como cTNM.
- El estadio anatomopatológico (p) o quirúrgico se determina al examinar el tejido extraído durante la cirugía. Se escribe como pTNM.
- El grado describe qué tan anormales se ven las células tumorales al microscopio (características histológicas).
- Los ganglios linfáticos regionales se encuentran cerca de la mama.

Preguntas para hacer

- ¿Cuál es el estadio del cáncer y el grado del tumor?
- ¿Qué significan el estadio y el grado del cáncer en términos de opciones de tratamiento y pronóstico?
- ¿Se conoce más de una ubicación del cáncer?
- ¿Hay cáncer en los ganglios linfáticos? En caso afirmativo, ¿qué ganglios linfáticos?
- ¿Cuál es el estado de las hormonas y HER2 del tumor?

4

Tipos de tratamiento

31 Equipo de atención médica

31 Descripción general del tratamiento

32 Mastectomía

33 Linfadenectomía

34 Radioterapia

35 Tratamiento sistémico

35 Quimioterapia

35 Conjugados de anticuerpos y medicamentos

37 Tratamiento dirigido a HER2

38 Otros tratamientos dirigidos

38 Inmunoterapia

39 Tratamiento hormonal

41 Tratamiento para el fortalecimiento de los huesos

43 Ensayos clínicos

44 Puntos clave

44 Preguntas para hacer

En este capítulo, se ofrece una descripción de las opciones de tratamiento y qué esperar. Juntos, usted y su equipo de atención médica elegirán el plan de tratamiento que sea mejor para usted.

Equipo de atención médica

El tratamiento del cáncer de mama requiere un abordaje en equipo. Las decisiones sobre el tratamiento deben estar a cargo de un equipo multidisciplinario (EMD). Un EMD es un equipo de profesionales de la salud y de la atención psicosocial de diferentes entornos profesionales que tengan conocimiento y experiencia sobre su tipo de cáncer. Este equipo debe reunirse para planificar e implementar su tratamiento. Pregunte quién coordinará su atención.

Algunos integrantes de su equipo de atención médica le acompañarán durante todo el tratamiento del cáncer, en tanto otros estarán presentes durante ciertos momentos. Conozca a su equipo de atención médica y ayúdelos para que le conozcan a usted.

Descripción general del tratamiento

El cáncer de mama inflamatorio (IBC) es tratable. El tratamiento puede ser local, sistémico o generalmente una combinación de ambos.

El **tratamiento local** se centra en la mama, la pared torácica y el área de los ganglios linfáticos. Incluye:

- Cirugía (mastectomía y linfadenectomía)
- Radioterapia (RT)

El **tratamiento sistémico** actúa en todo el cuerpo. Incluye:

- Quimioterapia
- Tratamiento dirigido a HER2
- Inhibidores y otros tratamientos dirigidos
- Inmunoterapia
- Tratamiento hormonal

El IBC se trata con un tratamiento sistémico (farmacológico) para reducir el tamaño del tumor, seguido de una cirugía para extirpar la mama y los ganglios linfáticos y luego radioterapia. La cirugía no siempre es posible. Aunque es posible que la cirugía no sea una opción, deberá continuar con el tratamiento sistémico. El tratamiento sistémico se basa en el receptor de estrógeno (ER), el receptor de progesterona (PR) y la expresión de HER2.

Muchos factores desempeñan una función en la forma en que el cáncer responderá al tratamiento. Es importante hablar periódicamente con el equipo de atención médica sobre los objetivos y el plan de tratamiento.

Mastectomía

La cirugía es una operación o procedimiento para extirpar el cáncer del cuerpo. La mastectomía extirpa toda o parte de la mama. El cáncer de mama inflamatorio suele tratarse con una mastectomía radical modificada. En la mastectomía radical modificada, se extirpan la mama y los ganglios linfáticos centinela (SLN) de la axila. Antes de extirpar la mama, el cirujano puede realizar una biopsia del ganglio linfático centinela (SLNB). Los ganglios linfáticos centinela son los primeros ganglios linfáticos a los que es probable que las células cancerosas se hayan extendido desde el tumor principal.

La reconstrucción mamaria es una opción después de una mastectomía. Si se decide por la reconstrucción, se realizará al terminar el tratamiento para el cáncer. Esto se llama reconstrucción tardía. La reconstrucción mamaria a menudo se realiza por etapas. Puede consultar a un cirujano plástico.

Al prepararse para la cirugía, busque la opinión de un cirujano experimentado. El cirujano debe ser experto en el tipo de cirugía al que se someta. Los hospitales que hacen muchas cirugías a menudo tienen mejores resultados. Puede pedir que lo deriven a un hospital o centro oncológico que tenga experiencia en el tratamiento de su tipo de cáncer.

Mastectomía radical modificada

La línea punteada muestra dónde se extirpa toda la mama y algunos ganglios linfáticos. También se puede extirpar parte del músculo de la pared torácica.

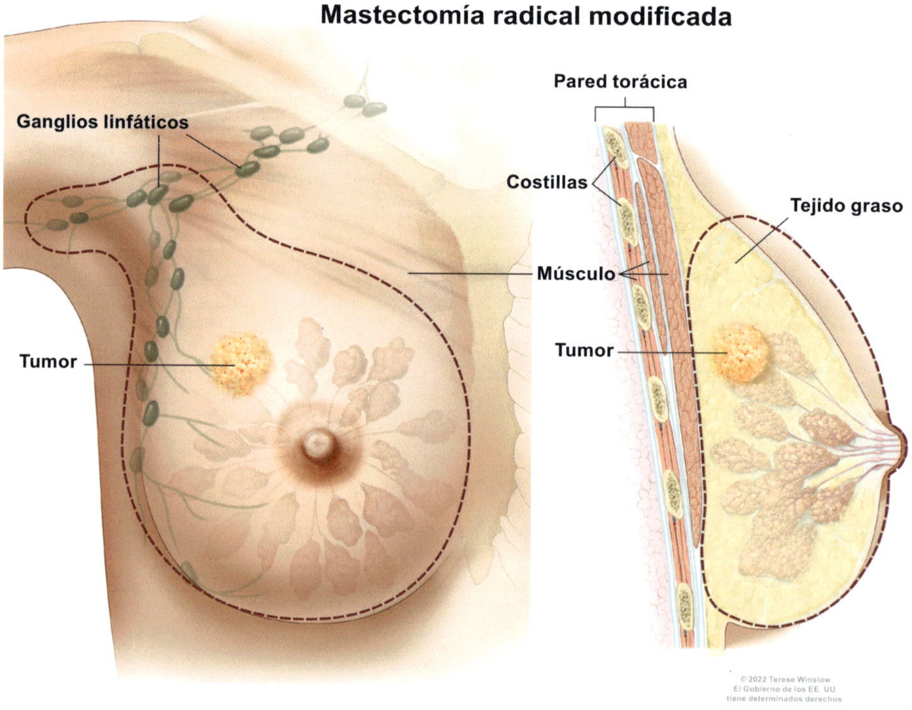

Linfadenectomía

Biopsia del ganglio linfático centinela

Se realiza una biopsia del ganglio linfático centinela (SLNB o SNB) durante la mastectomía o tumorectomía para determinar si alguna célula cancerosa se desplazó hacia los ganglios linfáticos. Los ganglios linfáticos extirpados se denominan ganglios centinela.

Un ganglio linfático centinela (SLN) es el primer ganglio linfático al que las células cancerosas tienen más probabilidades de extenderse desde un tumor primario. A veces, hay más de un ganglio linfático centinela. El hecho de que se extirpen estos ganglios no quiere decir que sean positivos.

Para encontrar los ganglios linfáticos centinela, se inyecta un tinte en la mama. Puede ser un material radiactivo, un tinte azul u otro marcador. El marcador viaja por los canales linfáticos de la mama hasta los ganglios linfáticos de la axila. Esto ayuda al cirujano a encontrar los ganglios linfáticos centinela entre los otros ganglios linfáticos. Los ganglios linfáticos que contienen el marcador se extraen, y son examinados por un anatomopatólogo.

Linfadenectomía axilar

La linfadenectomía axilar es una cirugía para extirpar los ganglios linfáticos axilares. Se realiza después de que una biopsia del ganglio linfático axilar o una biopsia del ganglio linfático centinela muestre que hay cáncer en los ganglios linfáticos (llamado ganglio positivo). Luego, en una linfadenectomía axilar se extirpará cualquier otro ganglio linfático que contenga cáncer. La extirpación de los ganglios linfáticos puede provocar linfedema (acumulación de líquido) y otros problemas de salud.

Si se extirpan los ganglios axilares junto con la mama, el procedimiento se denomina mastectomía radical modificada.

Linfadenectomía

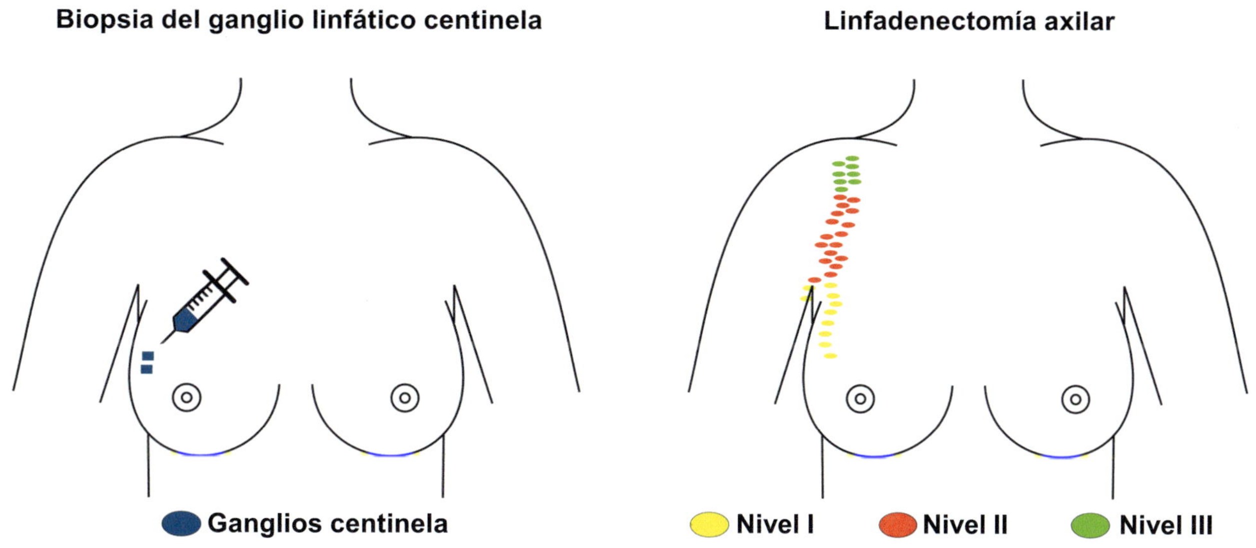

Hay tres niveles de ganglios linfáticos axilares:

- **Nivel I:** ganglios ubicados debajo del borde inferior del músculo torácico.
- **Nivel II:** ganglios ubicados debajo del músculo torácico.
- **Nivel III:** ganglios ubicados por encima del músculo torácico y cerca de la clavícula.

En una linfadenectomía axilar generalmente se extirpan los ganglios linfáticos axilares de nivel I y II. Para más información sobre el momento en que deben hacerse las biopsias, hable con su equipo de atención.

Radioterapia

La radioterapia (RT) utiliza radiación de alta energía de rayos X (fotones), protones y otras fuentes para destruir las células cancerosas y reducir los tumores. La radioterapia se puede administrar sola o antes o después de la cirugía para tratar o ralentizar el desarrollo del cáncer. Algunas veces, la radiación se administra con ciertos tratamientos sistémicos (farmacológicos). Puede usarse como tratamiento complementario para ayudar a aliviar la molestia o el dolor provocado por el cáncer. El tratamiento se administra en pequeñas dosis diarias, en días laborables, con los fines de semana libres.

Verá a su radiooncólogo al menos una vez por semana para analizar los resultados del tratamiento y para tratar los efectos secundarios, como la erupción similar a las quemaduras solares. Pregúntele a su equipo de atención médica qué opciones de radioterapia son las mejores para su situación, si la RT se puede combinar con quimioterapia y qué efectos secundarios pueden tener.

A continuación, se mencionan los tipos de radioterapia utilizados para tratar el cáncer de mama:

- La **radioterapia de toda la mama (WBRT)** se utiliza para tratar toda la mama.
- La **radioterapia de los ganglios linfáticos** se utiliza para tratar los ganglios linfáticos. Se llama también radiación ganglionar regional (RNI).

Se puede administrar radiación a la mama y a la pared torácica, a la región infraclavicular (por debajo de la clavícula), al área supraclavicular (por encima de la clavícula), o a los ganglios linfáticos que se encuentran dentro de la mama (intramamarios), detrás de la parrilla costal (mamarios internos) o al lecho axilar (axila).

Radioterapia de haz externo

La radioterapia de haz externo (RTHE) utiliza una máquina fuera del cuerpo llamada acelerador lineal para dirigir la radiación hacia toda la mama (denominada radioterapia de toda la mama o WBRT) y los ganglios linfáticos (denominada irradiación ganglionar regional o RNI).

Tratamiento sistémico

El tratamiento sistémico es una terapia con medicamentos que funciona en todo el cuerpo. Se utiliza antes de la cirugía para reducir el tamaño del tumor o reducir la cantidad de cáncer (lo que se denomina carga del cáncer).

- El **tratamiento neoadyuvante o prequirúrgico** es el tratamiento sistémico que se administra antes de la cirugía.
- El **tratamiento adyuvante o posquirúrgico** es el tratamiento sistémico que se administra después de la cirugía.

Opciones de tratamiento

Las opciones de tratamiento sistémico a menudo se describen de la siguiente manera:

- Las **terapias de preferencia** son las que cuentan con más pruebas de que funcionan mejor y pueden ser más seguras que otras terapias.
- **Otras terapias recomendadas** pueden no funcionar tan bien como las de preferencia, pero también pueden ser útiles para tratar el cáncer.
- **En algunos casos, hay tratamientos específicos** que funcionan mejor para personas con determinadas características del cáncer o circunstancias de salud.

Para ver la lista general de los tratamientos sistémicos, **consulte la Guía 2.**

Quimioterapia

La quimioterapia elimina las células de rápida división en todo el cuerpo, tanto las cancerosas como algunas de las normales. Se puede usar más de una quimioterapia para tratar el cáncer de mama inflamatorio. Cuando se usa solo un medicamento, se lo denomina fármaco único.

La pauta de poliquimioterapia utiliza dos o más medicamentos de quimioterapia.

Algunos medicamentos de quimioterapia son líquidos que se administran a través de una vena (i. v.) o se inyectan debajo de la piel con una aguja. Otros medicamentos de quimioterapia se pueden administrar como una píldora que se ingiere.

Algunos ejemplos de medicamentos de quimioterapia son los siguientes:

- Las **antraciclinas** incluyen doxorrubicina (Adriamicina), inyección de doxorrubicina liposomal (Doxil) y epirubicina (Ellence).
- Los **taxanos** incluyen el docetaxel, el paclitaxel y el paclitaxel unido a albúmina.
- Los **antimetabolitos** incluyen la capecitabina (Xeloda), el fluorouracilo, la gemcitabina y el metotrexato.

La mayoría de las quimioterapias se realiza en ciclos con días de tratamiento seguidos de días de descanso. Esto permite que el cuerpo se recupere antes del próximo ciclo. La duración de los ciclos varía según los medicamentos que se utilicen. La cantidad de días de tratamiento por ciclo y la cantidad de ciclos que se administran también varían.

Conjugados de anticuerpos y medicamentos

El conjugado de anticuerpos y medicamentos (ADC) administra quimioterapia específica para las células. Se une a una proteína que se encuentra fuera de la célula cancerosa y, luego, penetra en la célula. Una vez dentro de la célula, se libera la quimioterapia. Los ADC se administran en ciclos. Algunos ejemplos de ADC son ado-trastuzumab emtansina (Kadcyla), fam-trastuzumab deruxtecan-nxki (Enhertu, T-DXd) y sacituzumab govitecan-hziy (Trodelvy).

Guía 2
Ejemplos de tratamiento sistémico

Ejemplos de quimioterapia	• Capecitabina (Xeloda) • Carboplatino • Cisplatino • Ciclofosfamida • Docetaxel (Taxotere) • Doxorrubicina (Adriamicina) • Epirubicina (Ellence) • Eribulina (Halaven) • Fluorouracilo • Gemcitabina • Metotrexato • Paclitaxel • Vinorelbina
Ejemplos de tratamiento dirigido	Conjugado de anticuerpos y medicamentos • Sacituzumab govitecan-hziy (Trodelvy)
	Inhibidores de CDK4/6 • Abemaciclib (Verzenio), palbociclib (Ibrance) y ribociclib (Kisqali)
	Inhibidores de PARP • Olaparib (Lynparza) y talazoparib (Talzenna)
	Inhibidores de PIK3CA, AKT1, PTEN y mTOR • Alpelisib (Piqray), capivasertib (Truqap) y everolimus (Afinitor)
Ejemplos de tratamientos dirigidos a HER2 (anticuerpos, inhibidores y conjugados)	• Pertuzumab (Perjeta) • Trastuzumab (Herceptin) o sustitutos de trastuzumab (biosimilares) como Kanjinti, Ogivri, Herzuma, Ontruzant y Trazimera • Ado-trastuzumab emtansina (T-DM1) (Kadcyla) • Fam-trastuzumab deruxtecan-nxki (Enhertu, T-DXd) • Lapatinib (Tykerb) • Margetuximab-cmkb (Margenza) • Neratinib (Nerlynx) • Tucatinib (Tukysa) • Phesgo podría usarse como sustituto de la terapia combinada de trastuzumab con pertuzumab
Inmunoterapia	• Pembrolizumab (Keytruda) y dostarlimab-gxly (Jemperli)
Tratamiento hormonal	• En la **Guía 3**, puede encontrar el tratamiento hormonal.

Tratamiento dirigido a HER2

La HER2 es una proteína involucrada en el crecimiento celular normal. Con el cáncer de mama, puede haber mayor producción de HER2. En este caso, se denomina cáncer de mama HER2 positivo (HER2+). El tratamiento dirigido a HER2 es un tratamiento farmacológico para el cáncer de mama HER2+. Algunos tratamientos dirigidos a HER2 se administran con la quimioterapia. Sin embargo, puede usarse solo o en combinación con otros tratamientos hormonales.

Los tratamientos dirigidos a HER2 son:

- **Anticuerpos HER2**, que bloquean el envío de señales de crecimiento de HER2 desde el exterior de la célula. También aumentan el ataque de las células inmunitarias sobre las células cancerosas.
- **Inhibidores de HER2**, que detienen el envío de señales de crecimiento de HER2 desde el interior de la célula.
- **Conjugados de HER2 o conjugados de anticuerpos y medicamentos (ADC)** contra HER2, que administran quimioterapia específica para las células. Se unen a HER2 directamente cuando ingresan a la célula. Una vez dentro, se libera la quimioterapia.

Se controlará su corazón antes y durante el tratamiento con el tratamiento dirigido a HER2. Las pruebas medirán la fracción de eyección del ventrículo izquierdo (FEVI), la cantidad de sangre que bombea desde el lado izquierdo del corazón.

Advertencias sobre interacciones de los medicamentos y suplementos

Es posible que se le pida que deje de tomar o evite ciertos suplementos herbarios cuando se someta a un tratamiento sistémico. Algunos suplementos pueden afectar la capacidad de un medicamento para realizar su función. Esto se conoce como interacción de los fármacos.

Es fundamental hablar con su equipo de atención médica sobre cualquier suplemento que esté tomando. Algunos ejemplos son los siguientes:

- Cúrcuma
- Ginkgo biloba
- Extracto de té verde
- Hierba de San Juan
- Antioxidantes

Ciertos medicamentos también pueden afectar la capacidad de un medicamento para realizar su función. Los antiácidos, los medicamentos para el corazón o la presión y los antidepresivos son solo algunos de los medicamentos que pueden interactuar con el tratamiento sistémico o los medicamentos del tratamiento complementario que se dan durante el tratamiento sistémico. Por eso es importante que informe a su equipo de atención médica sobre cualquier medicamento, vitaminas, medicamentos de venta libre, herbarios o suplementos que esté tomando.

Lleve una lista con usted a cada visita.

Otros tratamientos dirigidos

Esta sección es sobre los inhibidores que son diferentes de los inhibidores utilizados en el tratamiento dirigido a HER2.

Inhibidores de CDK4/6

La cinasa dependiente de ciclina (CDK) es una proteína celular que ayuda con el crecimiento y la división de las células. La administración de un inhibidor de CDK4/6 con tratamiento hormonal puede ayudar a controlar el cáncer durante más tiempo y mejorar la supervivencia en los casos de cáncer con receptores de hormonas positivos (HR+) y HER2 negativo (HER2-). Con todos los regímenes de CDK4/6, las mujeres premenopáusicas también deben recibir tratamiento para ablación o supresión ováricas. Como inhibidores de CDK4/6, podemos mencionar abemaciclib (Verzenio), palbociclib (Ibrance) y ribociclib (Kisqali).

Inhibidores de PARP

Las células cancerosas suelen dañarse. PARP es una proteína celular que repara las células cancerosas y les permite sobrevivir. El bloqueo de PARP puede provocar la muerte de las células cancerosas. Olaparib (Lynparza) y talazoparib (Talzenna) son ejemplos de inhibidores de PARP (PARPi).

Inhibidores de *PIK3CA*, *PTEN* y *AKT1*

El gen *PIK3CA* es uno de los genes mutados más frecuente en los cánceres de mama. Los genes *PTEN* y *AKT* también forman parte de esta importante vía en las células cancerosas y pueden alterarse con menos frecuencia en los cánceres de mama. Una mutación o alteración de estos genes puede provocar el aumento del desarrollo de células cancerosas y de la resistencia a diversos tratamientos. Alpelisib (Piqray) es un ejemplo de un inhibidor de PIK3CA y capivasertib (Truqap) es un inhibidor de AKT1.

Inhibidores de mTOR

mTOR es una proteína celular que ayuda con el crecimiento y la división de las células. El tratamiento hormonal puede dejar de funcionar si mTOR se vuelve hiperactiva. Los inhibidores de mTOR se utilizan para que el tratamiento hormonal vuelva a funcionar.

Everolimus (Afinitor) es un inhibidor de mTOR. Se suele tomar frecuentemente con exemestano. En algunos casos, se puede tomar con fulvestrant o tamoxifeno.

Inmunoterapia

La inmunoterapia es un tipo de tratamiento sistémico que intenta reactivar el sistema inmunitario contra las células tumorales. El sistema inmunitario tiene muchos interruptores de encendido y apagado. Los tumores se aprovechan de los interruptores de apagado. La inmunoterapia puede bloquear estos interruptores de apagado, lo que ayuda al sistema inmunitario a encenderse. La inmunoterapia puede administrarse sola o junto con otros tipos de tratamiento. Pembrolizumab (Keytruda) y dostarlimab-gxly (Jemperli) son ejemplos de inmunoterapia.

Tratamiento hormonal

El tratamiento hormonal bloquea el estrógeno o la progesterona para tratar el cáncer de mama con receptores de hormonas positivos (HR+). El sistema endócrino está formado por órganos y tejido que producen hormonas. Las hormonas son químicos naturales que se liberan en el torrente sanguíneo.

El tratamiento hormonal puede enfocarse en cuatro hormonas:

- El **estrógeno**, producido principalmente por los ovarios, pero también por otros tejidos del cuerpo, como el tejido graso.
- La **progesterona**, producida principalmente por los ovarios.
- La **hormona liberadora de la hormona luteinizante (LHRH)**, producida por una parte del cerebro llamada hipotálamo. Instruye a los ovarios para que produzcan estrógeno y progesterona y a los testículos para que produzcan testosterona. La LHRH también se llama hormona liberadora de gonadotropina (GnRH).
- El **andrógeno**, producido por las glándulas suprarrenales, los testículos y los ovarios.

Las hormonas pueden hacer que el cáncer de mama crezca. El tratamiento hormonal evitará que el cuerpo produzca hormonas o bloqueará el efecto que generan en el cuerpo. Esto puede ralentizar el crecimiento del tumor o reducir su tamaño durante un período de tiempo.

El tratamiento hormonal a veces también se conoce como hormonoterapia o antiestrógeno. No es lo mismo que el tratamiento de reemplazo hormonal (HRT) utilizado para la menopausia.

El tratamiento hormonal suprime la producción de hormonas y afecta a la capacidad de quedar embarazada durante el tratamiento. Aquellas personas que deseen tener hijos en el futuro deberían consultar con un especialista en fertilidad antes de iniciar el tratamiento hormonal.

Los tipos de tratamientos hormonales se mencionan en la **Guía 3.**

Testosterona

Para quienes fueron asignados hombres al nacer y continúan produciendo testosterona, el tratamiento hormonal incluye tamoxifeno o un inhibidor de la aromatasa (AI) con un tratamiento supresor de la testosterona.

Premenopausia

Si tiene períodos menstruales, está en la etapa de la premenopausia. En la premenopausia, los ovarios son la principal fuente de estrógeno y progesterona.

Los agonistas de GnRH pueden utilizarse para inducir temporalmente la menopausia para quienes se encuentran cursando la premenopausia. Se puede considerar una combinación de agonistas de GnRH y tamoxifeno o inhibidores de la aromatasa como tratamiento hormonal para quienes se encuentran cursando la premenopausia. La supresión o ablación ovárica suele considerarse para los cánceres de mama con ER+ de mayor riesgo.

Menopausia

Durante la menopausia, los ovarios dejan de producir hormonas en forma permanente y el período menstrual se detiene. Los niveles de estrógeno y progesterona son bajos, pero las glándulas suprarrenales, el hígado y la grasa corporal siguen produciendo pequeñas cantidades de estrógeno. Si no tiene la menstruación, es posible que se utilice un análisis con una muestra de sangre para confirmar su estado.

El tratamiento para el cáncer puede provocar una menopausia temporal. Si ha dejado de tener la menstruación debido a la extirpación del útero (histerectomía), pero aún conserva los ovarios, debe confirmar su estado menopáusico con un análisis de sangre. Si le han extirpado los dos ovarios (con o sin el útero), está en la menopausia.

Guía 3
Tipos de tratamiento hormonal

Ooforectomía bilateral	Cirugía para extirpar ambos ovarios.
Ablación ovárica	Radiación para evitar de forma permanente que los ovarios produzcan hormonas.
Supresión ovárica o de la testosterona	Medicamentos para evitar de forma temporal que los ovarios o los testículos produzcan hormonas, como la LHRH y GnRH. • Los agonistas de la LHRH incluyen la goserelina (Zoladex) y la leuprorelina (Lupron Depot). Se inyectan cada 4 o 12 semanas. No afectan al estrógeno producido por los ovarios. • Los GnRH se pueden usar para suprimir la hormona ovárica o la producción de testosterona.
Inhibidores de la aromatasa (AI)	Medicamentos que evitan que un tipo de hormona llamada andrógeno se convierta en estrógeno a través de una enzima llamada aromatasa. No afectan al estrógeno producido por los ovarios. Los AI no esteroideos incluyen el anastrozol (Arimidex) y el letrozol (Femara). El exemestano (Aromasin) es un AI esteroide.
Moduladores de receptores de estrógeno (ER) o antiestrógenos	• Los **moduladores selectivos de receptores de estrógeno (SERM)** impiden que el estrógeno se una a los receptores de hormonas. Tamoxifeno y toremifeno (Fareston) son SERM. • Los **degradadores selectivos de receptores de estrógeno (SERD)** bloquean y destruyen a los receptores de estrógeno. Fulvestrant (Faslodex) y elacestrant (Orserdu) son SERD.
Hormonas	Entre los ejemplos de hormonas se incluyen el etinilestradiol, la fluoximesterona y el acetato de megestrol (Megace).

Tratamiento para el fortalecimiento de los huesos

Se pueden administrar medicamentos que se dirigen a los huesos para ayudar a aliviar el dolor óseo o reducir el riesgo de problemas relacionados con los huesos. Algunos medicamentos actúan retardando o deteniendo la degradación ósea, mientras que otros ayudan a aumentar su espesor.

Cuando el cáncer de mama se extiende a sitios distantes, puede hacer metástasis en los huesos. Esto pone sus huesos en riesgo de sufrir lesiones y enfermedades. Estos problemas incluyen fracturas, dolor de huesos, niveles elevados de calcio en la sangre y compresión de la médula espinal. Algunos tratamientos del cáncer de mama, como los inhibidores de la aromatasa o los agonistas de GnRH, pueden causar pérdida ósea (osteoporosis), lo que aumenta el riesgo de sufrir fracturas.

Medicamentos utilizados para prevenir la pérdida ósea y las fracturas:

- Bifosfonatos orales
- Ácido zoledrónico (Zometa)
- Pamidronato (Aredia)
- Denosumab (Prolia)

Medicamentos que se utilizan para tratar las metástasis óseas:

- Ácido zoledrónico (Zometa)
- Pamidronato (Aredia)
- Denosumab (Xgeva)

Se le puede realizar un estudio de detección de debilidad ósea (osteoporosis) mediante una prueba de densidad mineral ósea. Esto mide el nivel de calcio y otros minerales en los huesos. También se llama absorciometría de rayos X de energía dual (DEXA) y es indolora. Las pruebas de densidad mineral ósea detectan osteoporosis y ayudan a predecir su riesgo de fracturas.

El tratamiento habitual es la mejor manera que se conoce para tratar una enfermedad particular de acuerdo con los ensayos clínicos anteriores. Puede haber más de una pauta de tratamiento que se considere el tratamiento habitual. Pregúntele a su equipo de atención médica las opciones de tratamiento con las que cuenta y si podría participar de un ensayo clínico.

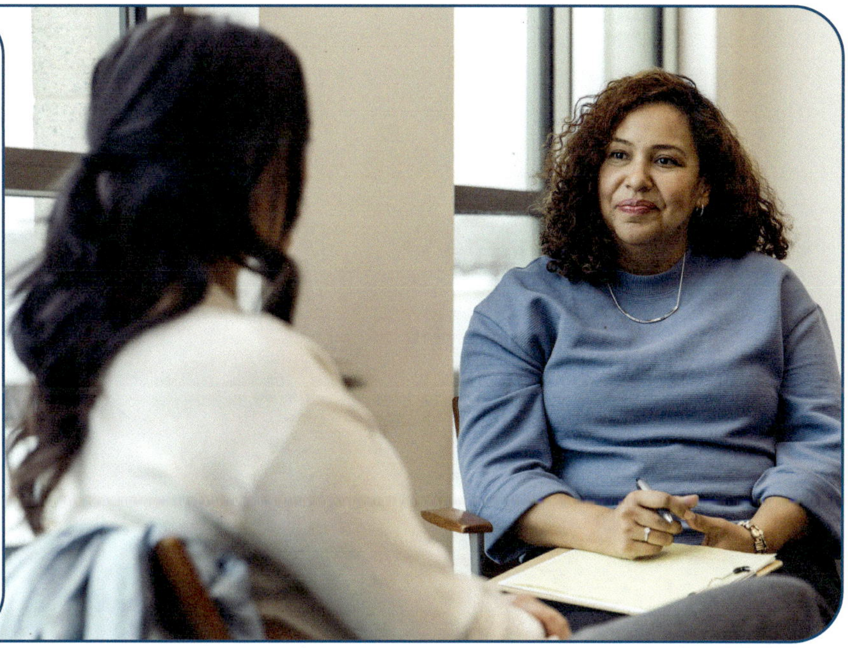

Ácido zoledrónico, pamidronato y denosumab

El ácido zoledrónico, pamidronato y denosumab se usan para prevenir la pérdida ósea (osteoporosis) y las fracturas causadas por el tratamiento hormonal. El ácido zoledrónico y denosumab también se utilizan para las personas con cáncer de mama inflamatorio metastásico que tienen metástasis en los huesos, a fin de prevenir las fracturas, el dolor u otras complicaciones de la presencia de cáncer en los huesos. Es posible que le realicen un análisis de sangre para controlar la función renal, además de los niveles de calcio y de magnesio. Es posible que su médico le recomiende un suplemento de calcio y vitamina D.

Informe a su dentista si está tomando alguno de estos medicamentos. Además, pregúntele a su equipo de atención de qué manera estos medicamentos pueden afectar sus dientes y mandíbula. La osteonecrosis, o muerte del tejido óseo de la mandíbula, es un efecto secundario poco común pero grave. Informe a su equipo de atención si tiene previsto ir al dentista y si tiene previsto someterse a algún procedimiento o cirugía que pueda afectar el hueso de la mandíbula. Será importante cuidar sus dientes y consultar a un dentista antes de comenzar el tratamiento con cualquiera de estos medicamentos.

Dónde buscar ensayos clínicos

En los Estados Unidos

Centros oncológicos de NCCN
NCCN.org/cancercenters

The National Cancer Institute (NCI)
cancer.gov/about-cancer/treatment/clinical-trials/search

En el mundo

The U.S. National Library of Medicine (NLM)
clinicaltrials.gov

¿Necesita ayuda para buscar un ensayo clínico?

Servicio de Información de Cáncer (Cancer Information Service, CIS) del NCI
+1 800.4.CANCER (+1 800.422.6237)
cancer.gov/contact

Ensayos clínicos

Un ensayo clínico es un tipo de estudio de investigación médica. Después de desarrollar y analizar en un laboratorio nuevas formas posibles de tratar el cáncer, es necesario estudiarlas en las personas. Si en un ensayo clínico se determina que un medicamento, un dispositivo o un método de tratamiento es seguro y eficaz, es posible que lo apruebe la Administración de Alimentos y Medicamentos de los Estados Unidos (FDA).

Todas las personas con cáncer deben considerar atentamente todas las opciones de tratamiento que existen para tratar su tipo de cáncer, incluidos los tratamientos estándares y los ensayos clínicos. Converse con su médico para evaluar si tiene sentido participar en un ensayo clínico.

Fases

La mayoría de los ensayos clínicos sobre el cáncer se centran en el tratamiento y se realizan por fases.

- En los ensayos de **fase 1**, se estudian la seguridad y los efectos secundarios de un medicamento en investigación o un método de tratamiento.
- En los ensayos de **fase 2**, se evalúa el grado en que un fármaco o método actúa contra un tipo de cáncer específico.
- Los ensayos de **fase 3** prueban el medicamento o el método en comparación con el tratamiento estándar. Si los resultados son buenos, puede ser aprobado por la FDA.
- Los ensayos de **fase 4** estudian la seguridad y el beneficio de un tratamiento aprobado por la FDA.

¿Quién puede inscribirse?

Depende de las normas del ensayo clínico, denominadas criterios de elegibilidad. Las reglas pueden referirse a la edad, el tipo y la etapa del cáncer, los antecedentes de tratamiento o el estado de salud general. Estos garantizan que los participantes se asemejen en formas específicas y que el ensayo sea lo más seguro posible para los participantes.

Consentimiento informado

Un equipo de investigación administra los ensayos clínicos. Este grupo de expertos revisará el estudio con usted en detalle, incluidos el propósito, y los riesgos y beneficios de participar. Toda esta información también se proporciona en un formulario de consentimiento informado. Lea el formulario detenidamente y haga preguntas antes de firmarlo. Tómese el tiempo que necesite para conversar con personas de su confianza. Tenga en cuenta que puede dejar el ensayo clínico y recibir tratamiento fuera del ensayo clínico en cualquier momento.

¿Recibiré un placebo?

Los placebos (versiones inactivas de medicamentos reales) casi nunca se usan solos en los ensayos clínicos sobre el cáncer. Es común recibir el placebo con el tratamiento habitual o el medicamento nuevo con el tratamiento estándar. Antes de inscribirse, se le informará, verbalmente y por escrito, si el ensayo clínico tiene previsto el uso de un placebo.

¿Los ensayos clínicos son gratuitos?

No tiene que pagar nada para inscribirse en un ensayo clínico. El patrocinador del estudio paga los costos relacionados con la investigación, incluido el medicamento del estudio. Pero es posible que tenga que pagar otros servicios, como transporte o servicios de cuidado infantil, debido a las consultas adicionales. Durante el ensayo, continuará recibiendo la atención habitual contra el cáncer. Este tipo de atención a menudo está cubierta por el seguro.

Puntos clave

- El cáncer de mama inflamatorio (IBC) se trata con un tratamiento sistémico para reducir el tamaño del tumor, seguido de una mastectomía y luego radioterapia. La cirugía no siempre es posible. Aunque es posible que la cirugía no sea una opción, deberá continuar con el tratamiento sistémico. El tratamiento sistémico se basa en el receptor de estrógeno (ER), el receptor de progesterona (PR) y la expresión de HER2.
- La radioterapia (RT) utiliza radiación de alta energía de rayos X (fotones, electrones), protones y otras fuentes para destruir las células cancerosas.
- Algunos tipos de cáncer de mama se desarrollan debido a los estrógenos. Estos tipos de cáncer son receptor de estrógeno positivo (ER+) y generalmente se tratan con tratamiento hormonal para reducir el riesgo de reaparición del cáncer.
- Un ensayo clínico es un tipo de investigación que estudia un tratamiento para determinar qué tan seguro es y qué tan bien funciona.

Preguntas para hacer

- ¿Cuál es su experiencia en el tratamiento del cáncer de mama inflamatorio?
- ¿Cuántas cirugías de cáncer de mama ha realizado?
- ¿Qué tratamiento recibiré antes y después de la cirugía?
- ¿Hay algún asistente social o alguien que pueda ayudarme a decidir sobre el tratamiento?
- ¿Quién coordinará mi atención?

5

Tratamiento complementario

46 ¿Qué es el tratamiento complementario?

46 Efectos secundarios

49 Efectos tardíos

49 Supervivencia

50 Puntos clave

50 Preguntas para hacer

El tratamiento complementario ayuda a controlar los síntomas del cáncer de mama inflamatorio (IBC) y los efectos secundarios de su tratamiento. En este capítulo, se analizan los posibles efectos secundarios.

¿Qué es el tratamiento complementario?

El tratamiento complementario ayuda a mejorar su calidad de vida durante el tratamiento del cáncer y después de este. El objetivo es prevenir o controlar los efectos secundarios y los síntomas, como el dolor, las náuseas y la fatiga. También aborda los problemas mentales, sociales y espirituales a los que se enfrentan las personas con cáncer.

El tratamiento complementario está disponible para todas las personas con cáncer y sus familias, no solo para las que se encuentran al final de la vida. También se denomina cuidados paliativos.

El tratamiento complementario también puede ayudar en los siguientes aspectos:

- Toma de decisiones sobre el tratamiento.
- Coordinación de la atención médica.
- Pago de la atención médica.
- Planificación anticipada de la atención y relacionada con el final de la vida.

Efectos secundarios

Todos los tratamientos para el cáncer causan problemas de salud no deseados llamados efectos secundarios. Los efectos secundarios dependen de muchos factores. Estos factores incluyen el tipo de medicamento y la dosis, la duración del tratamiento y la persona. Algunos efectos secundarios pueden ser simplemente desagradables. Otros pueden ser perjudiciales para la salud. El tratamiento puede causar efectos secundarios graves. Algunos son muy graves. Avise a su equipo de atención médica si tiene síntomas nuevos o si los síntomas se agravan.

Coágulos sanguíneos

El cáncer o su tratamiento pueden causar coágulos sanguíneos. Estos pueden obstruir el flujo sanguíneo y el oxígeno en el cuerpo. Los coágulos sanguíneos pueden desprenderse y desplazarse a otras partes del cuerpo donde pueden causar problemas respiratorios, derrames cerebrales u otros problemas de salud. Tromboembolismo venoso (TEV) son coágulos sanguíneos en las venas.

Salud ósea

El cáncer de mama puede extenderse a los huesos. Algunos tratamientos para el cáncer de mama también pueden debilitar los huesos. Ambos pueden exponer a sus huesos a un mayor riesgo de lesiones y enfermedades. Dichos problemas incluyen fracturas óseas, dolor de huesos y opresión (compresión) de la médula espinal. También pueden producirse niveles elevados de calcio en la sangre, denominado hipercalcemia.

Se pueden administrar medicamentos para ayudar a aliviar el dolor óseo y reducir el riesgo de otros problemas relacionados con los huesos. Algunos medicamentos actúan retardando o deteniendo la degradación ósea, mientras que otros ayudan a aumentar su espesor. Se recomienda tomar calcio y vitamina D con estos medicamentos para los huesos. Hable con su equipo de atención médica primero.

Diarrea

La diarrea son evacuaciones intestinales frecuentes y acuosas. Su equipo de atención médica le dirá cómo tratar la diarrea. Es importante beber mucho líquido.

Angustia

Es común tener depresión, ansiedad y problemas para dormir y forman parte normal del diagnóstico de cáncer. Hable con su equipo de atención médica y con aquellas personas con quienes se encuentre a gusto sobre cómo se siente. Hay servicios, personas y medicamentos que pueden ayudarle.

Fatiga

La fatiga es el cansancio extremo y la incapacidad de funcionar debido a la falta de energía. La fatiga puede ser provocada por el cáncer o puede ser un efecto secundario del tratamiento. Hágale saber a su equipo de atención médica cómo se siente y si la fatiga le impide hacer las cosas que disfruta. Cumplir con una dieta equilibrada, hacer ejercicio, yoga, acupuntura y recibir masajes puede ayudarle. Es posible que se solicite una derivación a un nutricionista o dietista para que le ayude con la fatiga.

Caída del cabello

La quimioterapia puede causar caída del cabello (alopecia) en todo el cuerpo, no solo en el cuero cabelludo. Algunos medicamentos de quimioterapia tienen más probabilidades que otros de provocar caída del cabello. La dosis también podría afectar la cantidad de cabello que se caiga. La mayoría de las veces, la caída del cabello por la quimioterapia es temporal. El cabello a menudo vuelve a crecer de 3 a 6 meses después de finalizado el tratamiento. El cabello puede tener un tono o textura diferente al principio. El enfriamiento del cuero cabelludo (o hipotermia del cuero cabelludo) puede ayudar a disminuir la caída del cabello en quienes reciben ciertos tipos de quimioterapia.

Todos los tratamientos para el cáncer causan problemas de salud no deseados llamados efectos secundarios. Es importante que le informe a su equipo de atención médica sobre todos los efectos secundarios para que se puedan controlar.

Infecciones

Las infecciones ocurren con mayor frecuencia y son más graves en las personas con un sistema inmunitario debilitado. El tratamiento farmacológico para el cáncer de mama puede debilitar las defensas naturales del cuerpo contra las infecciones. Si no se tratan a tiempo, las infecciones pueden ser fatales.

La neutrocitopenia, una baja cantidad de glóbulos blancos, puede causar infecciones frecuentes o graves. Cuando una persona con neutrocitopenia también presenta fiebre, se denomina neutrocitopenia febril (NF). Con la NF, su riesgo de contraer infecciones puede ser más elevado de lo normal. Esto se debe a que una baja cantidad de glóbulos blancos puede causar una menor capacidad de combatir infecciones. La NF es un efecto secundario de algunos tipos de tratamientos sistémicos.

Inapetencia

Algunos efectos secundarios de la cirugía, el cáncer o su tratamiento pueden causar que sienta falta de apetito o malestar estomacal (náuseas). Es posible que tenga la boca dolorida. Comer de forma saludable es importante durante el tratamiento. Incluye consumir una dieta equilibrada, ingerir la cantidad adecuada de comida y beber una cantidad suficiente de líquidos. Un nutricionista matriculado que sea experto en nutrición y alimentos puede ayudar. Hable con su equipo de atención médica si tiene problemas para comer o mantener el peso.

Baja cantidad de glóbulos sanguíneos

Algunos tratamientos para el cáncer provocan baja cantidad de glóbulos sanguíneos.

- La **anemia** es una afección en la que su cuerpo no tiene cantidad suficiente de glóbulos rojos sanos, lo que causa que se transporte menos oxígeno al tejido corporal. Puede cansarse fácilmente o sentir falta de aire si tiene anemia.
- La **neutropenia** hace referencia a una disminución de neutrófilos, el tipo más común de glóbulo blanco. Esto implica un riesgo de sufrir infecciones.
- La **trombocitopenia** es una afección en la que no hay suficientes plaquetas presentes en la sangre. Esto implica un riesgo de sufrir sangrado.

Linfedema

El linfedema es una afección en la que se acumula líquido linfático en los tejidos y causa hinchazón. Puede producirse cuando parte del sistema linfático está dañado o bloqueado, por ejemplo, durante la cirugía para extirpar los ganglios linfáticos o por la radioterapia. Los cánceres que bloquean los vasos linfáticos también pueden provocar linfedema. La hinchazón en general aparece lentamente con el tiempo. Puede aparecer durante el tratamiento o puede comenzar años después de él. Si presenta linfedema, es posible que se ordene derivación a un experto en el tratamiento de linfedema. La inflamación se puede reducir mediante ejercicios, masajes, dispositivos de compresión y demás.

Náuseas y vómitos

Las náuseas y los vómitos son efectos secundarios comunes del tratamiento. Se le administrarán medicamentos para prevenir las náuseas y los vómitos.

Efectos neurocognitivos o neuropsicológicos

Algunos tratamientos pueden dañar el sistema nervioso (neurotoxicidad) y causar problemas de concentración y memoria. Los sobrevivientes corren riesgo de neurotoxicidad y se les puede recomendar pruebas neuropsicológicas. La neuropsicología analiza cómo la salud de su cerebro afecta su pensamiento y comportamiento. Las pruebas neuropsicológicas pueden identificar sus límites y los médicos pueden crear un plan para ayudarlo con estos.

Neuropatía y neurotoxicidad

Algunos tratamientos pueden dañar el sistema nervioso (neurotoxicidad) y causar neuropatía y problemas de concentración, memoria y pensamiento. La neuropatía es un problema nervioso que causa dolor, entumecimiento, hormigueo, hinchazón o debilidad muscular en diferentes partes del cuerpo. Por lo general, comienza en las manos o los pies y empeora con ciclos adicionales de tratamiento. La mayoría de las veces, la neuropatía mejora gradualmente y puede desaparecer después del tratamiento.

Problemas en los órganos

El tratamiento puede alterar el funcionamiento del hígado, el corazón, el páncreas y los riñones.

Dolor

Informe a su equipo de atención médica si sufre dolores o molestias. Es posible que se reúna con un especialista en cuidados paliativos o con un especialista en dolor para controlar el dolor.

Cuidados paliativos

Los cuidados paliativos son adecuados para todas las personas, independientemente de la edad, el estadio del cáncer o la necesidad de recibir otros tratamientos. Se enfoca en las necesidades físicas, emocionales, sociales y espirituales que afectan la calidad de vida.

Calidad de vida

El cáncer y su tratamiento pueden afectar su bienestar general o calidad de vida (CdV). Para obtener más información sobre la calidad de vida, consulte *NCCN Guidelines for Patients: Cuidados paliativos* en NCCN.org/patientguidelines y en la aplicación NCCN Patient Guides for Cancer.

Efectos tardíos

Los efectos tardíos son efectos secundarios que ocurren meses o años después de que se diagnostica una enfermedad o después de que se finaliza el tratamiento. Los efectos tardíos pueden ser causados por el cáncer o el tratamiento del cáncer. Pueden incluir problemas de salud física, mental y social, y tumores secundarios. Cuanto antes se traten los efectos tardíos, mejor. Pregúntele al equipo de atención médica qué efectos tardíos podrían presentarse. Esto le ayudará a saber qué alternativa buscar.

Supervivencia

Una persona es sobreviviente del cáncer desde el momento del diagnóstico hasta el final de su vida. Después del tratamiento, se controlará su salud para determinar los efectos secundarios del tratamiento y la reaparición del cáncer. Esto es parte de su plan de atención de supervivencia. Es importante que no falte a las consultas de seguimiento y a las citas para los estudios de diagnóstico por imágenes. Busque una buena atención médica de rutina, incluidas visitas regulares al médico para atención preventiva y estudios de detección de cáncer.

Recursos sobre el tratamiento complementario

Puede encontrar más información sobre el tratamiento complementario en NCCN.org/patientguidelines y en la aplicación NCCN Patient Guides for Cancer.

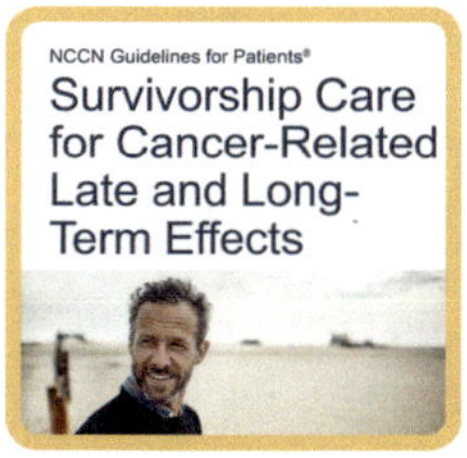

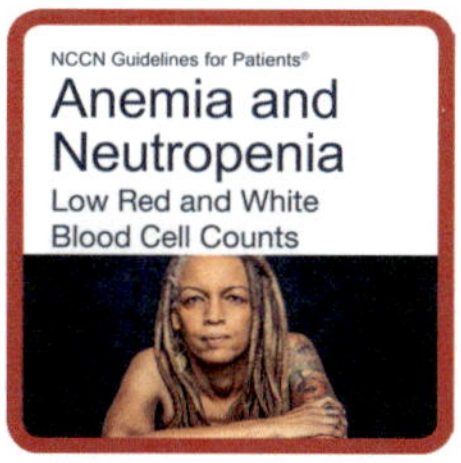

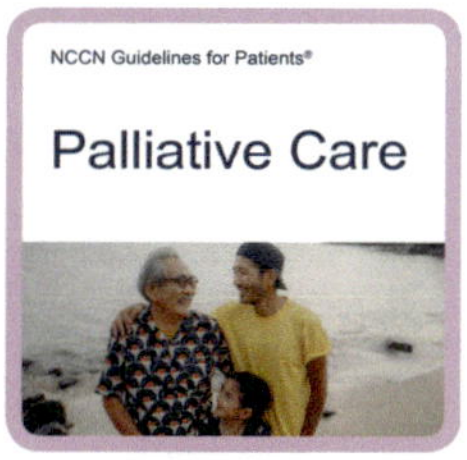

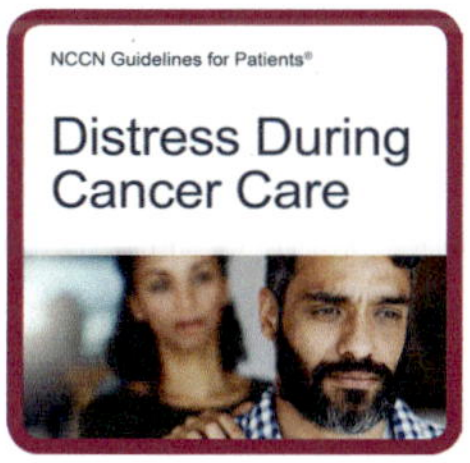

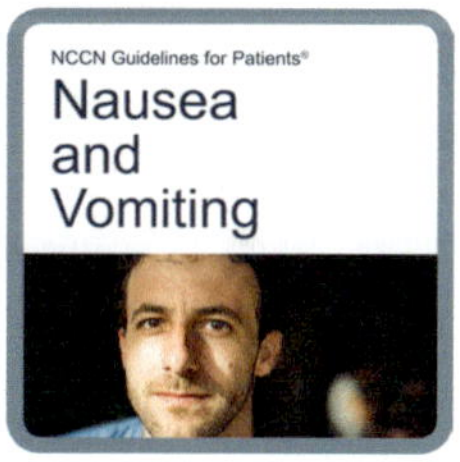

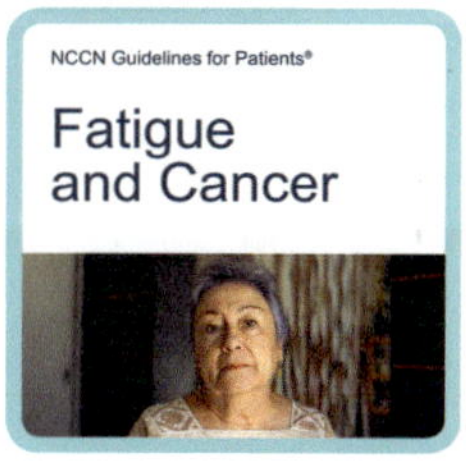

El plan de atención de supervivencia personalizado incluye un resumen de los posibles efectos a largo plazo del tratamiento, llamados efectos tardíos, y una lista de las pruebas de seguimiento. Consulte cómo se coordinará su proveedor de atención primaria con los especialistas para su atención de seguimiento.

Informe a su médico si tiene cualquier síntoma, como dolor de cabeza, manchado menstrual entre períodos o nueva aparición de manchado después de la menopausia (si es que recibió tamoxifeno previamente), dificultad para respirar al caminar o dolor de huesos. Se pueden controlar los efectos secundarios. Continúe tomando todos los medicamentos, como el tratamiento hormonal, exactamente como se le recetó y no olvide ni omita ninguna dosis.

Puntos clave

- El tratamiento complementario es atención médica que alivia los síntomas causados por el tratamiento y mejora la calidad de vida. Siempre se administra el tratamiento complementario.
- Todos los tratamientos para el cáncer causan problemas de salud no deseados llamados efectos secundarios. Los efectos secundarios dependen de muchos factores. Estos factores incluyen el tipo de medicamento y la dosis, la duración del tratamiento y la persona.
- Algunos efectos secundarios son muy poco frecuentes. Pregunte a su equipo de atención médica qué puede esperar.
- Avise a su equipo de atención médica si tiene síntomas nuevos o si los síntomas se agravan.

Preguntas para hacer

- ¿Quién coordinará mi atención?
- ¿A quién debo llamar si tengo dudas o noto cambios en mi estado?
- ¿Cuánto debo esperar si noto cambios en mi estado?
- ¿Qué debo hacer los fines de semana y fuera del horario de atención?
- ¿Podrá mi equipo de atención médica comunicarse con el equipo del servicio de emergencias o de urgencias?

6

Tratamiento antes de la cirugía

52 ¿Cómo se trata el IBC?

53 HER2-

54 HER2+

55 Respuesta al tratamiento

57 Atención de seguimiento

58 Puntos clave

59 Preguntas para hacer

Dado que el cáncer de mama inflamatorio (IBC) se extiende rápidamente, empieza a tratarse con tratamiento sistémico (farmacológico) para detener la extensión del cáncer. Juntos, usted y su equipo de atención médica elegirán el plan de tratamiento que sea mejor para usted.

¿Cómo se trata el IBC?

El IBC se trata con un tratamiento sistémico para reducir el tamaño del tumor, seguido de una cirugía para extirpar la mama y los ganglios linfáticos (mastectomía radical modificada) y luego radioterapia en la pared torácica. La cirugía no siempre es posible. Aunque es posible que la cirugía no sea una opción, deberá continuar con el tratamiento sistémico.

Si elige una reconstrucción mamaria después de una mastectomía con radiación, se recomienda la reconstrucción mamaria tardía. La radiación puede retardar el proceso de curación. Por lo tanto, es mejor esperar hasta que se haya recuperado de la radioterapia antes de realizarse una reconstrucción mamaria.

Al igual que otros cánceres de mama, el IBC puede presentarse en personas de sexo biológico masculino.

¿Dónde se inicia el tratamiento?

El tratamiento para el IBC comienza con el tratamiento sistémico prequirúrgico (farmacológico). El tratamiento prequirúrgico es el tratamiento previo a la cirugía. Se basa en el estado de expresión de HER2 y del receptor de hormonas (HR) de las células tumorales.

El cáncer todavía puede avanzar durante el tratamiento sistémico prequirúrgico. Si el cáncer progresa, se administrará otro tratamiento sistémico (farmacológico).

El tratamiento antes de la cirugía se describe a continuación.

"Mi bebé de 3 meses dejó de mamar de mi pecho izquierdo que estaba hinchado y me dolía. El médico me dijo que era mastitis, pero esto no se sentía igual que cuando la había tenido antes. Con antibióticos tampoco mejoró. En la ecografía se vio una zona dudosa en esa mama y la biopsia confirmó que era cáncer de mama inflamatorio (IBC)".

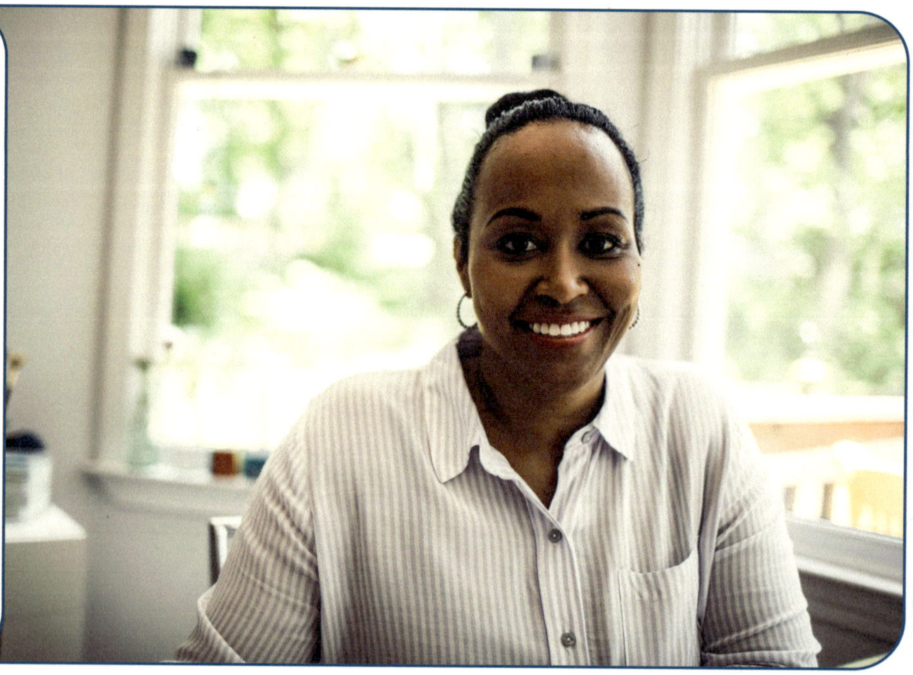

HER2-

En el cáncer de mama HER2 negativo (HER2-), las células tumorales no expresan niveles elevados de HER2. La quimioterapia se usa para tratar el cáncer HER-. Puede incluir otro tratamiento sistémico En la **Guía 4** puede encontrar una lista de todas las opciones de tratamiento sistémico para HER2-.

Cáncer de mama triple negativo

En el cáncer de mama triple negativo (TNBC), el tumor es negativo para HER2, receptores de estrógeno y receptores de progesterona. Se escribe como ER- o PR- con HER2-. Este cáncer se trata con quimioterapia y otros tratamientos sistémicos que se encuentran en la **Guía 4.**

Guía 4
Opciones de tratamiento sistémico: Cáncer HER2-

Preferido	• Doxorrubicina y ciclofosfamida (AC) seguidas de paclitaxel. • Docetaxel y ciclofosfamida (TC). • Solo adyuvante: olaparib, en caso de que haya mutaciones de la línea germinal de *BRCA1* o *BRCA2.* Cáncer de mama triple negativo (TNBC): • Tratamiento prequirúrgico con pembrolizumab más carboplatino y paclitaxel, seguido de tratamiento prequirúrgico con pembrolizumab y ciclofosfamida más doxorrubicina o epirubicina, seguido de pembrolizumab adyuvante. • En caso de enfermedad residual después del tratamiento prequirúrgico con quimioterapia basada en taxanos, alquiladores y antraciclinas, luego capecitabina.
Otras recomendaciones	• Doxorrubicina y ciclofosfamida (AC) seguidas de docetaxel. • Epirubicina y ciclofosfamida (EC). • Docetaxel, doxorrubicina y ciclofosfamida (TAC). TNBC: • Opciones mencionadas anteriormente. • Paclitaxel más carboplatino o docetaxel con carboplatino.
Útil en algunos casos	• Doxorrubicina y ciclofosfamida (AC). • Ciclofosfamida, metotrexato y fluorouracilo (CMF). • Doxorrubicina y ciclofosfamida (AC) seguidas de paclitaxel. TNBC: • Opciones mencionadas anteriormente. • Docetaxel, carboplatino y pembrolizumab (solo prequirúrgico). • Doxorrubicina y ciclofosfamida (AC) con carboplatino y docetaxel. • Capecitabina (tratamiento de mantenimiento después de la quimioterapia adyuvante).
Notas	Los taxanos alternativos (es decir, docetaxel, paclitaxel, paclitaxel unido a albúmina) pueden sustituirse en algunos casos.

HER2+

Los cánceres de mama inflamatorios a menudo producen cantidades de HER2 superiores a las normales. Si el tumor es HER2 positivo (HER2+), entonces se trata con el tratamiento dirigido a HER2 que se describe en la **Guía 5.**

Cáncer de mama triple positivo

En el cáncer de mama triple positivo, las células tumorales tienen en su superficie receptores de estrógeno (ER+), receptores de progesterona (PR+) y un número de receptores HER2 superior al normal. Se trata con tratamiento dirigido a HER2 y tratamiento hormonal. Puede agregarse un inhibidor de CDK4/6. **Consulte la Guía 5.**

Guía 5 Las opciones de tratamientos dirigidos a HER2 son: Cáncer HER2+	
Preferido	• Paclitaxel y trastuzumab. • Docetaxel, carboplatino y trastuzumab (TCH). • Docetaxel, carboplatino, trastuzumab y pertuzumab (TCHP). Si no hay enfermedad residual después del tratamiento prequirúrgico o no hay tratamiento prequirúrgico: • Completar hasta 1 año de tratamiento dirigido a HER2 con trastuzumab. • Se puede agregar pertuzumab. Si hay enfermedad residual después del tratamiento prequirúrgico: • Ado-trastuzumab emtansina solo. Si se interrumpió el tratamiento con ado-trastuzumab emtansina por toxicidad, recibirá trastuzumab con o sin pertuzumab para completar un año de tratamiento.
Otras recomendaciones	• Doxorrubicina con ciclofosfamida (AC) seguidas de docetaxel más trastuzumab. • Doxorrubicina con ciclofosfamida (Ac) seguidas de docetaxel más trastuzumab y pertuzumab.
Útil en algunos casos	• Docetaxel, ciclofosfamida y trastuzumab. • Doxorrubicina y ciclofosfamida (AC) seguido de docetaxel y trastuzumab, seguido de paclitaxel con trastuzumab. • Doxorrubicina y ciclofosfamida (AC) seguido de docetaxel, trastuzumab y pertuzumab, seguido de paclitaxel, trastuzumab y pertuzumab. • Neratinib (solo adyuvante). • Paclitaxel más trastuzumab y pertuzumab. • Ado-trastuzumab emtansina (TDM-1) (solo adyuvante).
Notas	Los taxanos alternativos (es decir, docetaxel, paclitaxel, paclitaxel unido a albúmina) pueden sustituirse en algunos casos.

Respuesta al tratamiento

El siguiente tratamiento se basa en cómo respondió el tumor al tratamiento sistémico prequirúrgico. Se llama tratamiento prequirúrgico (antes de la cirugía) porque el objetivo es la cirugía, cuando sea posible. El tratamiento sistémico administrado después de la cirugía se llama tratamiento adyuvante. Después de la cirugía se puede administrar un tratamiento sistémico adyuvante para reducir la probabilidad de recurrencia del cáncer.

Se debe realizar un examen físico y estudios de diagnóstico por imágenes para evaluar cómo respondió el cáncer al tratamiento sistémico prequirúrgico. El tratamiento se basará en si el tumor se puede extirpar con cirugía o si el tumor no se reduce lo suficiente como para poder extirparlo con cirugía.

La cirugía es una opción

Si la cirugía es posible, la opción recomendada es una mastectomía total con disección de ganglios linfáticos axilares de nivel I y II. Como el IBC suele afectar a una gran parte de la mama, la tumorectomía no suele ser una opción. Puede optar por una reconstrucción mamaria diferida como parte de la mastectomía. La radioterapia (RT) es parte de este tratamiento.

Después de la mastectomía, terminará con la quimioterapia, en caso de que no haya completado el ciclo antes de la cirugía, y se someterá a radioterapia. Los tumores con receptores de estrógeno positivos (ER+), receptores de progesterona positivos (PR+) o ambos (ER+/PR+) se tratan con tratamiento hormonal.

Si el tumor es HER2+, completará hasta un año de tratamiento dirigido a HER2. Dicho tratamiento se puede administrar con RT y tratamiento hormonal.

- Para ver la lista de los tratamientos sistémicos dirigidos a HER2+, **consulte la Guía 5.**
- Para ver la lista de los tratamientos hormonales, **consulte la Guía 6.**

La cirugía no es una opción

La cirugía no siempre es posible. Aunque es posible que la cirugía no sea una opción, deberá continuar con el tratamiento sistémico. Si el cáncer no responde al tratamiento sistémico, se puede considerar la radiación para tratar de lograr que el cáncer sea resecable (que pueda extraerse con cirugía). El objetivo del tratamiento es reducir la cantidad de cáncer. Hable con su equipo de atención sobre sus objetivos y preferencias para el tratamiento. Sus deseos siempre son importantes.

- Para ver la lista de los tratamientos sistémicos para el cáncer HER2-, **consulte la Guía 4.**
- Para ver la lista de los tratamientos sistémicos dirigidos al cáncer HER2+, **consulte la Guía 5.**

Guía 6
Opciones de tratamiento hormonal: cáncer ER+

<table>
<tr><td rowspan="3">Premenopausia en el momento del diagnóstico</td><td rowspan="2">Opción 1
• Tamoxifeno solo o con ablación o supresión ovárica durante 5 años.</td><td>→ • Después de 5 años, si está en etapa de posmenopausia, un inhibidor de la aromatasa durante 5 años o considere tamoxifeno durante otros 5 años (para un total de 10 años con tamoxifeno).</td></tr>
<tr><td>• Después de 5 años, si todavía está en etapa de premenopausia, considere tamoxifeno durante otros 5 años (durante un total de 10 años con tamoxifeno) o suspenda el tratamiento hormonal.</td></tr>
<tr><td colspan="2">Opción 2 (recomendada para personas con IBC)
• Inhibidor de la aromatasa durante 5 años con supresión o ablación ovárica, luego considere un inhibidor de la aromatasa durante 3 a 5 años más (por un total de 7,5 a 10 años).</td></tr>
<tr><td rowspan="3">Menopausia en el momento del diagnóstico</td><td colspan="2">Opción 1
• Inhibidor de la aromatasa durante 5 años, luego considere el inhibidor de la aromatasa durante 3 a 5 años más (por un total de 7,5 a 10 años) Recomendada para personas con IBC.
• Inhibidor de la aromatasa durante 2 a 3 años, luego tamoxifeno hasta completar 5 años en total de tratamiento hormonal.
• Tamoxifeno durante 2 a 3 años, luego un inhibidor de la aromatasa hasta completar 5 años de tratamiento hormonal.
• Tamoxifeno durante 2 a 3 años, luego hasta 5 años de un inhibidor de la aromatasa.</td></tr>
<tr><td colspan="2">Opción 2
• Tamoxifeno durante 4,5 a 6 años, luego un inhibidor de la aromatasa durante 5 años o considere tamoxifeno durante otros 5 años (para un total de 10 años con tamoxifeno).</td></tr>
<tr><td colspan="2">Opción 3
• Para quienes no pueden o no quieren recibir inhibidores de la aromatasa, indicar tamoxifeno durante 5 años o considerar tamoxifeno hasta por 10 años.</td></tr>
</table>

Atención de seguimiento

Después del tratamiento, recibirá atención de seguimiento. Durante este tiempo, se controlará su salud para determinar los efectos secundarios del tratamiento (efectos tardíos) y la posible reaparición del cáncer (recurrencia). Es importante que no falte a las consultas de seguimiento y a las citas para los estudios de diagnóstico por imágenes. Busque una atención médica de rutina, incluidas visitas regulares al médico para atención preventiva y estudios de detección de cáncer. Averigüe quién coordinará su atención de seguimiento con los especialistas.

Informe a su equipo de atención médica si tiene cualquier síntoma, como dolor de cabeza, manchado menstrual entre períodos o nueva aparición de manchado después de la menopausia (si es que recibió tamoxifeno previamente), dificultad para respirar al caminar o dolor de huesos. Se pueden controlar los efectos secundarios. Continúe tomando todos los medicamentos, como el tratamiento hormonal, exactamente como se le recetó y no olvide ni omita ninguna dosis.

Puede encontrar información sobre la atención de seguimiento en la **Guía 7.**

Guía 7 Atención de seguimiento
Antecedentes médicos y examen físico 1 a 4 veces al año según sea necesario durante 5 años, luego todos los años.
Detección de angustia, ansiedad, depresión y cambios en los antecedentes familiares.
Pruebas genéticas y derivación a asesoramiento genético según sea necesario.
Control de linfedema y derivación para tratamiento del linfedema según sea necesario.
Mamografía cada 12 meses (no es necesario después de la mastectomía o en la mama reconstruida).
Comente cualquier duda o pregunta relacionada con la fertilidad, los métodos anticonceptivos o la salud sexual.
Pruebas de corazón, según sea necesario.
Información sobre los riesgos de futuros problemas de salud (enfermedades asociadas).
Si hay signos y síntomas de metástasis, análisis de sangre y estudios de diagnóstico por imágenes.
Si está recibiendo tratamiento hormonal, continúe recibiendo tratamiento hormonal. No olvide ni omita ninguna dosis.
Examen ginecológico anual (según la edad).
Pruebas de densidad ósea para las personas que reciben un inhibidor de la aromatasa o que posteriormente presentan problemas de ovarios.
Mantenga un peso ideal (IMC de 20 a 25), sea activo, consuma una dieta principalmente vegetariana, haga ejercicio, limite el consumo de alcohol y deje de fumar/vapear nicotina.

Puntos clave

- El tratamiento para el cáncer de mama inflamatorio (IBC) comienza con el tratamiento sistémico prequirúrgico. El tratamiento prequirúrgico es el tratamiento previo a la cirugía. Se basa en el estado de expresión de HER2 y del receptor de hormonas (HR) de las células tumorales.
- El tratamiento posterior a la cirugía se llama tratamiento adyuvante. Suele incluir tratamiento sistémico o radioterapia (RT). Se administra para eliminar las células cancerosas restantes y ayudar a reducir el riesgo de reaparición del cáncer.
- El tratamiento adyuvante se basa en el estadio, la histología y el estado del receptor de hormonas (HR). La histología es el estudio de la anatomía (estructura) de las células, los tejidos y los órganos observados al microscopio.
- Los cánceres de mama inflamatorios a menudo producen cantidades de HER2 superiores a las normales. Si el tumor es HER2+, se administra un tratamiento dirigido a HER2.
- En el cáncer con receptores hormonales positivos (HR+), las células tumorales presentan receptores de estrógenos (ER+), receptores de progesterona (PR+) o ambos (ER+/PR+). El tratamiento hormonal se usa para tratar el cáncer HR+.
- Si se usa quimioterapia, debe administrarse antes de la radioterapia y el tratamiento hormonal.
- Es importante que no falte a las visitas de seguimiento y a las citas para los estudios de diagnóstico por imágenes. Procure una buena atención médica de rutina, incluso atención preventiva y estudios de detección de cáncer. Continúe tomando todos los medicamentos como se le recetaron.

Recursos de atención de seguimiento

Puede encontrar más información sobre el tratamiento complementario en NCCN.org/patientguidelines y en la aplicación NCCN Patient Guides for Cancer.

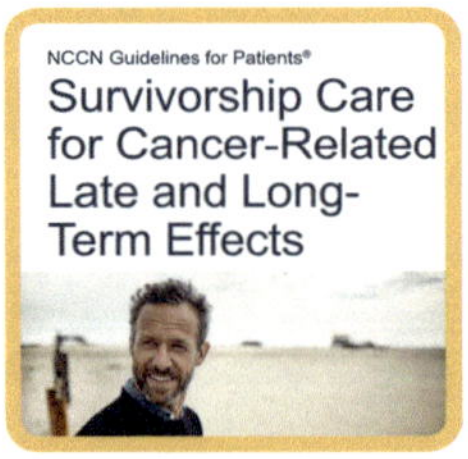

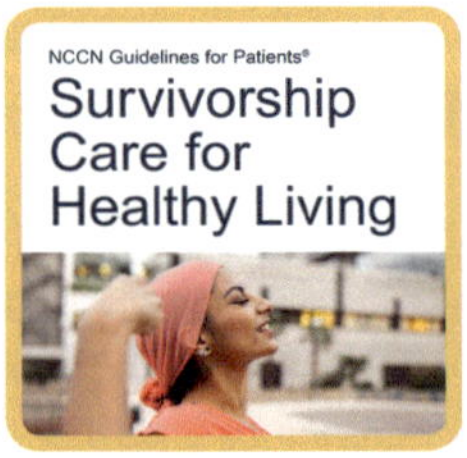

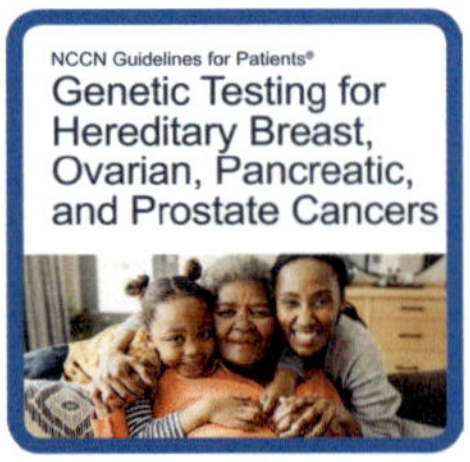

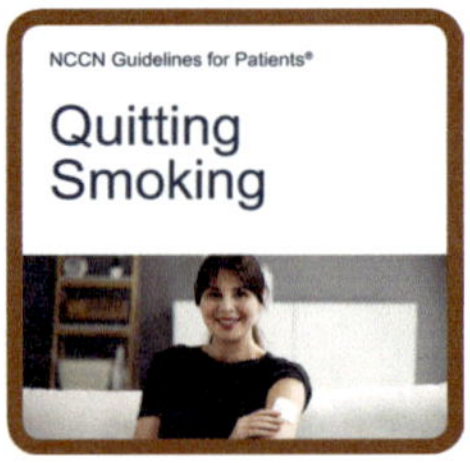

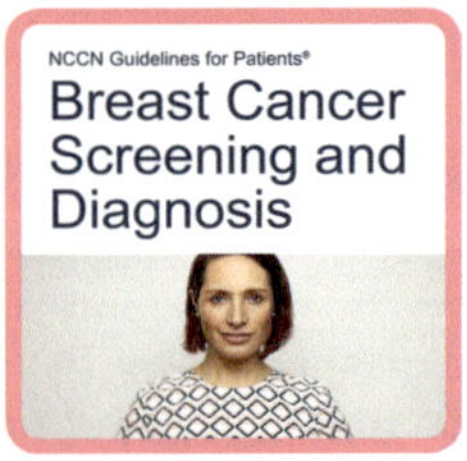

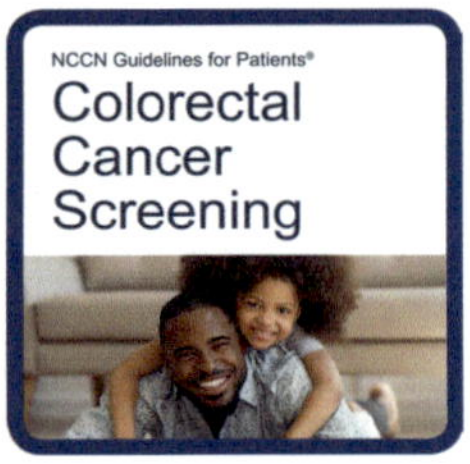

Preguntas para hacer

- ¿Qué tratamientos recomienda y por qué?
- ¿Es importante el orden de los tratamientos?
- ¿Qué opción se demostró que es la más efectiva para mi tipo de cáncer, edad, salud general y otros factores?
- ¿Existen recursos que me ayuden a pagar el tratamiento u otros cuidados que pueda necesitar?
- ¿Soy candidato para un ensayo clínico?

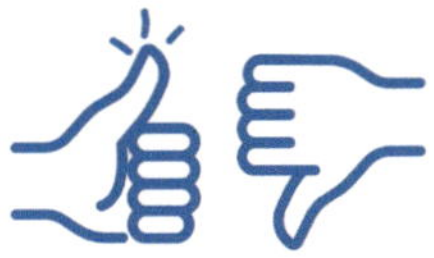

¡Cuéntenos qué opina!

Tómese un momento para completar una encuesta en línea sobre NCCN Guidelines for Patients.
NCCN.org/patients/response

7

La mama después de la cirugía

61 Cierre plano

61 Reconstrucción mamaria

62 Reemplazo de pezón

62 Puntos que deben tenerse en cuenta

63 Puntos clave

63 Preguntas para hacer

El aspecto de su mama después de la cirugía dependerá del tipo de cirugía, la cantidad de tejido extirpado y otros factores como el tipo de cuerpo, la edad y el tamaño y la forma de la zona antes de la cirugía. Puede considerar hablar con un cirujano plástico antes de la cirugía. Este capítulo brinda más información sobre el cierre plano y la reconstrucción mamaria.

El tiempo de recuperación de cada procedimiento es diferente. Esto puede afectar su capacidad de volver a trabajar o participar de actividades. Puede considerar hablar con un cirujano plástico antes de la cirugía para discutir sus opciones y qué cabe esperar en cada caso. Un cirujano plástico realiza la reconstrucción mamaria.

Cierre plano

En una mastectomía total con cierre plano, se extirpa toda la mama, incluido el pezón, la piel sobrante, la grasa y otros tejidos de la zona mamaria. El resto de la piel se tensa y se sutura. No se forma ningún montículo mamario ni se agrega ningún implante. La cicatriz se verá levemente elevada y tendrá un color diferente al de la piel circundante. El cierre plano no es completamente plano o liso. El resultado varía en cada persona. Pida que le muestren fotos de cierres planos para saber qué esperar.

Es posible que decida someterse a un procedimiento de cierre plano más adelante o después de que le hayan quitado los implantes mamarios. Hable con su equipo de atención médica para obtener más información.

Reconstrucción mamaria

La reconstrucción mamaria es una cirugía para reconstruir la forma y el aspecto de la mama después de una mastectomía. En muchos casos, la reconstrucción mamaria implica un abordaje por etapas. Es posible que requiera más de un procedimiento.

Es posible que pueda elegir cuándo se realiza la reconstrucción mamaria. La reconstrucción inmediata se termina en cuestión de horas después de la extirpación de la mama. La reconstrucción tardía puede producirse meses o años después de la cirugía del cáncer. La reconstrucción también puede hacerse por etapas y realizar parte de la reconstrucción en el momento de la cirugía original del cáncer, y terminar con otra cirugía en un momento posterior. Un cirujano plástico realiza la reconstrucción mamaria.

Las mamas se pueden reconstruir con implantes y colgajos. Todos los métodos son generalmente seguros, pero como con cualquier cirugía, hay riesgos. Pida la lista completa de efectos secundarios a su equipo de atención.

Implantes

Los implantes mamarios son pequeñas bolsas llenas de agua salada, gel de silicona o ambos. Se colocan debajo de la piel o del músculo de la mama para que luzcan como una nueva mama luego de una mastectomía. Se puede usar primero un dispositivo similar a un globo, llamado expansor, para estirar el tejido. Se colocará debajo de la piel o del músculo y se agrandará cada pocas semanas durante 2 o 3 meses. Cuando la piel se haya estirado hasta alcanzar el tamaño adecuado, se realiza una cirugía para colocar el implante definitivo.

Los implantes tienen un pequeño riesgo de fugas o de causar otros problemas. Es posible que sienta dolor por el implante o expansor. Puede aparecer tejido cicatricial o tejido muerto.

Colgajos

Las mamas se pueden reconstruir con piel de otra parte del cuerpo, lo que se conoce como colgajos. Estos colgajos se toman del área del abdomen, las nalgas, el muslo o de debajo del omóplato. Algunos colgajos se retiran por completo y luego se cosen en su lugar. Otros colgajos se mantienen unidos a su cuerpo, pero se deslizan y se suturan en su lugar.

Existen varios riesgos asociados con los colgajos, incluso la muerte de la grasa en el colgajo, lo que puede causar bultos. Se puede producir una hernia como resultado de la debilidad muscular. Es más probable que se produzcan problemas entre quienes tienen diabetes o fuman.

Implantes y colgajos

Algunas mamas se reconstruyen con implantes y colgajos. Este método puede darle a la mama reconstruida más volumen para que coincida con la otra mama. Para la reconstrucción, es posible que necesite una cirugía en la otra mama para que coincidan el tamaño y la forma de las dos mamas.

Reemplazo de pezón

Al igual que el pecho, el pezón puede rehacerse. Para reconstruir un pezón, el cirujano plástico puede usar los tejidos circundantes. Además, los pezones pueden reconstruirse con tejido del muslo o del otro pezón. El tejido se puede oscurecer con un tatuaje para que se parezca más a un pezón. Es importante saber que, aunque se puede reconstruir la apariencia de un pezón, no tendrá la misma sensación que el pezón real. Además, se puede hacer un tatuaje para que parezca un pezón sin tener que tomar tejido de otra parte del cuerpo.

Puntos que deben tenerse en cuenta

Algunos puntos que debe tener en cuenta cuando se decide por un cierre plano o una reconstrucción después de una mastectomía:

- **Su deseo:** es posible que, tras conocer las opciones, tenga un marcado impulso hacia el cierre plano o una forma de reconstrucción. La reconstrucción mamaria debe ser una decisión compartida entre usted y su equipo de atención. Dé a conocer sus deseos en forma clara.
- **Problemas de salud:** puede tener problemas de salud, como diabetes o un trastorno sanguíneo, que podrían afectar o demorar la curación, o hacer que los procedimientos más prolongados no sean seguros.
- **Consumo de tabaco:** fumar demora la cicatrización de la herida y puede provocar muerte del colgajo de la mastectomía (necrosis), necrosis del complejo areola-pezón (NAC) en una mastectomía con preservación del pezón, infección y fracaso de la reconstrucción con implantes. En la reconstrucción con colgajo libre, fumar aumenta el riesgo de complicaciones. Se le recomienda que deje de fumar antes de la reconstrucción.
- **Tamaño y forma de las mamas:** los tamaños disponibles de los implantes mamarios son limitados. Las mamas muy grandes o las que carecen de tono o están caídas (llamado ptosis) pueden ser difíciles de igualar. Podría ser una opción reducir el tamaño de las mamas.
- **Índice de masa corporal (IMC):** las personas con un IMC elevado tienen un mayor riesgo de infecciones y complicaciones en la reconstrucción mamaria.

Puntos clave

- El cierre plano se realiza después de una mastectomía. La piel se tensa y se sutura sin agregar un implante mamario.
- La reconstrucción mamaria es una cirugía para reconstruir la forma y el aspecto de la mama.
- Las mamas que se extirpan por completo en una mastectomía pueden reconstruirse con implantes mamarios, colgajos o ambos.
- Los pezones extraídos pueden reconstruirse con tejido corporal o tatuarse.

Preguntas para hacer

- ¿Cómo se verá mi mama después de la cirugía?
- ¿Cuánto tardaré en recuperarme de la cirugía y qué debo esperar?
- ¿Qué opciones hay si no me gusta el aspecto de mi mama después de la cirugía?
- ¿Qué tratamiento recibiré antes, durante o después de la cirugía?
- ¿Cuánto dolor tendré y qué me indicará para controlar el dolor?

Si fuma o vapea, pida ayuda para dejar de hacerlo

Fumar o vapear nicotina aumenta mucho sus posibilidades de sufrir efectos secundarios durante y después de la cirugía. Fumar y vapear pueden limitar los efectos del tratamiento e impiden la cicatrización de la herida. También aumenta las posibilidades de padecer otros cánceres. El consumo de cannabis también podría afectar la cantidad de anestesia que se utiliza durante la cirugía.

La nicotina es la sustancia química que se encuentra en el tabaco y que hace que quiera seguir fumando y vapeando. La abstinencia de la nicotina es un reto para la mayoría de las personas que fuman o vapean. El estrés de tener cáncer puede dificultar aún más el dejar de fumar. Si fuma o vapea, pregunte a su equipo de atención sobre asistencia psicológica y medicamentos para ayudarlo a dejar de fumar.

Puede encontrar más información en *NCCN Guidelines for Patients: Dejar de fumar* en NCCN.org/patientguidelines y en la aplicación NCCN Patient Guides for Cancer.

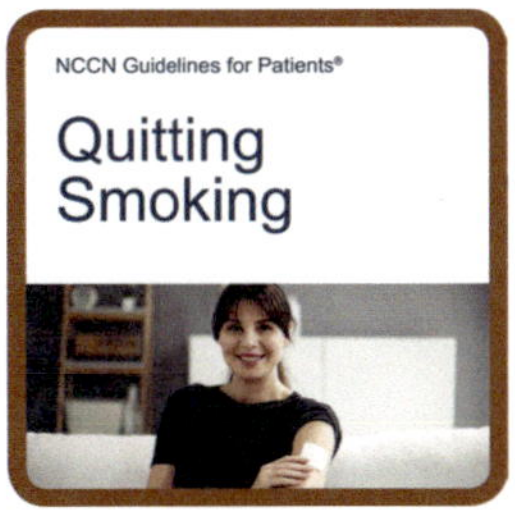

Para obtener ayuda en línea, consulte estos sitios web:

- SmokeFree.gov
- CDC.gov/tobacco

8

Otros recursos

65 Qué más hay que saber

65 Qué más hacer

65 Dónde obtener ayuda

66 Preguntas sobre los recursos y apoyo

¿Quiere saber más? Aquí le explicamos cómo obtener ayuda adicional.

Qué más hay que saber

Este libro puede ayudarle a mejorar su atención oncológica. En él, se explican con claridad las recomendaciones de los expertos y se sugieren preguntas que puede hacerle a su equipo de atención médica. Pero no es el único recurso que tiene.

Puede recibir tanta información y ayuda como necesite. A muchas personas les interesa saber más sobre los siguientes temas:

- Los detalles del tratamiento.
- Formar parte de un equipo de atención médica.
- Obtener ayuda económica.
- Encontrar un oncólogo experto en cáncer de mama inflamatorio (IBC).
- Cómo afrontar los efectos secundarios.

Qué más hacer

Su centro de salud puede ayudar con los próximos pasos. Suelen disponer de recursos *in situ* para ayudar a satisfacer sus necesidades y encontrar respuestas a sus preguntas. Los centros de salud también pueden informarle de los recursos existentes en su comunidad.

Además de la ayuda de sus profesionales de atención médica, los recursos enumerados en la siguiente sección proporcionan apoyo a muchas personas como usted. Consulte la lista y visite los sitios web que se indican para obtener más información sobre estas organizaciones.

Dónde obtener ayuda

Bone Marrow y Cancer Foundation
bonemarrow.org

Breast Cancer Alliance
Breastcanceralliance.org

Breastcancer.org
Breastcancer.org

CanCare, Inc.
Cancare.org

Cancer*Care*
Cancercare.org

Cancer Hope Network
cancerhopenetwork.org

Cancer Survivor Care
Cancersurvivorcare.org

DiepC Foundation
diepcfoundation.org

FORCE: Facing Our Risk of Cancer Empowered
facingourrisk.org

GPAC: Global Patient Advocacy Coalition
GPACunited.org

HIS Breast Cancer Awareness
Hisbreastcancer.org

Imerman Angels
Imermanangels.org

Inflammatory Breast Cancer Research Foundation
ibcresearch.org

Lobular Breast Cancer Alliance
lobularbreastcancer.org

MedlinePlus
medlineplus.gov

National Cancer Institute (NCI)
cancer.gov/types/breast

National Coalition for Cancer Survivorship
canceradvocacy.org

Sharsheret
sharsheret.org

Triage Cancer
triagecancer.org

Unite for HER
uniteforher.org

Young Survival Coalition (YSC)
Youngsurvival.org

Preguntas sobre los recursos y apoyo

- ¿Con quién debo hablar sobre vivienda, preparación de comidas y otras necesidades básicas?
- ¿Qué ayudas existen para el transporte, el cuidado de los niños y la atención domiciliaria?
- ¿Qué otros servicios están a mi disposición y a la de mis cuidadores?
- ¿Cómo me conecto con los demás para crear un sistema de apoyo?
- ¿Con quién puedo hablar si no me siento seguro en mi casa, el trabajo o mi barrio?

“Cuando me diagnosticaron cáncer de mama inflamatorio (IBC), el médico me dijo que no consultara Internet, pero yo quería saber todo lo que pudiera. Es necesario saber para poder defenderse. No todas las personas tienen experiencia en tratar esta enfermedad. Asegúrese de recurrir a fuentes de información acreditadas”.

Palabras que debe conocer

acelerador lineal
Una máquina que administra tratamientos de radioterapia.

ácido desoxirribonucleico (ADN)
Cadena de sustancias químicas en las células que contienen instrucciones codificadas para generar y controlar las células.

anatomopatólogo
Médico experto en el análisis de células y tejidos para detectar enfermedades.

antiestrógenos
Medicamento que impide la unión del estrógeno a las células.

areola
Área más oscura y circular de la piel que se encuentra alrededor del pezón en la mama.

asesoramiento genético
Orientación de expertos sobre la posibilidad de que una enfermedad se transmita de padres a hijos.

aspiración con aguja fina (AAF)
Procedimiento que extrae muestras de tejido con una aguja muy fina.

biopsia
Procedimiento mediante el cual se toman muestras de fluidos o tejidos para analizarlas y detectar una enfermedad.

biopsia del ganglio linfático centinela (SLNB)
Operación en la que se extirpan las estructuras que combaten las enfermedades (ganglios linfáticos) a las que el cáncer se extiende en primer lugar. También llamada disección del ganglio linfático centinela.

biopsia por punción con aguja gruesa (BAG)
Un procedimiento que extrae muestras de tejido con una aguja hueca. También llamada directamente biopsia o punción con aguja gruesa o BAG.

cáncer con receptores de hormonas negativos (HR-)
Células cancerosas que no utilizan hormonas para desarrollarse.

cáncer con receptores de hormonas positivos (HR+)
Células cancerosas que utilizan hormonas para desarrollarse.

cáncer de mama hereditario
Cáncer de mama probablemente provocado por genes anormales transmitidos de padres a hijos.

cáncer de mama inflamatorio (IBC)
Tipo de cáncer de mama en el que la mama se ve roja e hinchada y se siente caliente al tacto.

cáncer de mama invasivo
Crecimiento del cáncer de mama en el tejido estructural de las mamas (estroma).

cáncer de mama triple negativo (TNBC)
Cáncer de mama que no usa hormonas ni la proteína HER2 para crecer.

carcinoma
Cáncer de las células que recubren las superficies internas o externas del cuerpo.

cierre plano
Procedimiento que se realiza después de una mastectomía en el que la piel se tensa y se sutura sin agregar un implante mamario.

complejo areola-pezón (NAC)
El aro de piel más oscura de la mama se llama areola. La punta elevada dentro de la areola se llama pezón.

conducto
Estructura en forma de tubo a través de la cual la leche se desplaza hasta el pezón.

contraste
Sustancia que se coloca en el cuerpo para que las imágenes que se toman en los estudios de diagnóstico sean más claras.

degradador selectivo de receptores de estrógeno (SERD)
Medicamento que bloquea y destruye los receptores de estrógeno.

densidad mineral ósea
Prueba que mide la resistencia de los huesos.

efecto secundario
Respuesta física o emocional insalubre o desagradable frente al tratamiento.

ensayo clínico
Tipo de investigación que evalúa pruebas o tratamientos de salud.

especialista en fertilidad
Experto que ayuda a las personas a tener bebés.

estadio anatomopatológico (p)
Clasificación de la extensión del cáncer según los estudios del tejido extirpado durante la cirugía.

estadio clínico (c)
Clasificación de la extensión del cáncer antes de iniciar el tratamiento.

estadio del cáncer
Clasificación del pronóstico del cáncer en función de su crecimiento y extensión.

estrógeno
Hormona que cumple una función en el desarrollo de la mama.

examen clínico de las mamas (ECM)
Palpación de las mamas por un experto de la salud para detectar enfermedades.

gammagrafía ósea
Examen que toma imágenes de los huesos para evaluar si hay problemas de salud.

ganglio linfático
Pequeña estructura en forma de frijol que combate las enfermedades.

ganglio linfático axilar (ALN)
Pequeña estructura que combate las enfermedades, cerca de la axila.

ganglio linfático centinela (SLN)
Primer ganglio linfático al que se extienden las células cancerosas después de dejar un tumor.

gen
Instrucciones codificadas en las células para crear nuevas células y controlar la forma en que se comportan.

hibridación *in situ* (ISH)
Estudio de laboratorio de la cantidad de genes.

histología
Estructura de las células, los tejidos y los órganos observada a través del microscopio.

hormona
Sustancia química del cuerpo que desencadena una respuesta de las células o los órganos.

hormona liberadora de la hormona luteinizante (LHRH)
Hormona en el cerebro que ayuda a controlar la producción de estrógeno de los ovarios.

implante mamario
Pequeña bolsa llena de agua salada, gel o ambos que se usa para reconstruir las mamas.

infraclavicular
Área justo debajo de la clavícula.

inhibidor de la aromatasa (AI)
Medicamento que reduce el nivel de estrógeno en el cuerpo.

inmunohistoquímica (IHQ)
Estudio de laboratorio de las células cancerosas para descubrir trazas específicas de células involucradas en el crecimiento celular anormal.

linfa
Líquido transparente que contiene glóbulos blancos.

linfadenectomía axilar (ALND)
Operación en la que se extirpan las estructuras que combaten las enfermedades (ganglios linfáticos) ubicadas cerca de la axila.

linfedema
Hinchazón en el cuerpo causada por una acumulación de líquido llamado linfa.

lóbulo
Glándula en la mama que produce leche materna.

mamaria interna
Área a lo largo del esternón.

mamografía
Imagen radiográfica que se hace para obtener imágenes del interior de la mama.

mamografía de diagnóstico bilateral
Imágenes del interior de ambas mamas que se hacen a partir de una serie de rayos X.

mamografía de diagnóstico bilateral
Imágenes del interior de ambas mamas que se hacen a partir de una serie de rayos X.

mastectomía
Operación en la que se extirpa toda la mama.

mastectomía radical
Operación en la que se extirpa toda la mama, los ganglios linfáticos de la axila y los músculos de la pared torácica que se encuentran debajo de la mama.

mastectomía radical modificada
Operación en la que se extirpa toda la mama y los ganglios linfáticos de la axila.

mastectomía total
Operación mediante la cual se extirpa toda la mama con un cierre plano. También llamada mastectomía simple.

médico oncólogo
Médico experto en medicamentos para el cáncer.

menopausia
12 meses después del último período menstrual.

modulador selectivo del receptor de estrógeno (SERM)
Medicamento que bloquea el efecto del estrógeno dentro de las células.

mutación
Cambio anormal.

ooforectomía bilateral
Operación en la que se extirpan ambos ovarios.

pared torácica
Revestimiento de músculo, hueso y grasa que protege los órganos vitales.

posmenopausia
Estado de no tener más períodos menstruales.

premenopausia
Estado de tener períodos menstruales.

progesterona (PR)
Hormona que participa en el desarrollo sexual, los períodos menstruales y el embarazo.

pronóstico
Evolución o resultado probables de una enfermedad de acuerdo con las pruebas.

radioterapia (RT)
Tratamiento que utiliza rayos de alta energía. También se la llama radioterapia.

receptor 2 del factor de crecimiento epidérmico humano (HER2)
Proteína que se encuentra en la superficie de una célula y envía señales para que crezca la célula.

receptor de estrógeno (ER)
Proteína dentro de las células que se une con el estrógeno.

receptor de estrógeno negativo (ER-)
Tipo de cáncer de mama que no usa estrógeno para crecer.

receptor de estrógeno positivo (ER+)
Tipo de cáncer de mama que usa estrógeno para crecer.

reconstrucción mamaria
Operación en la que se crean nuevas mamas.

recurrencia
Reaparición del cáncer después de un período libre de la enfermedad.

resonancia magnética (RM)
Estudio que usa ondas sonoras e imanes potentes para tomar fotografías del interior del cuerpo.

sistema linfático
Red de tejidos y órganos que combaten los gérmenes y que incluye la médula ósea, el bazo, el timo, los ganglios linfáticos y los vasos linfáticos. Parte del sistema inmunitario.

supraclavicular
Área justo encima de la clavícula.

tomografía por emisión de positrones (TEP)
Estudio que utiliza material radioactivo para ver la forma y la función de partes del cuerpo.

tratamiento adyuvante
Tratamiento que se administra para reducir las probabilidades de reaparición del cáncer.

tratamiento complementario
Atención médica que incluye el alivio de los síntomas, pero no el tratamiento del cáncer. También llamado cuidados paliativos o mejor tratamiento complementario.

tratamiento hormonal
Un tratamiento del cáncer que detiene la fabricación o la acción de los estrógenos. También se lo llama hormonoterapia.

tratamiento neoadyuvante
Tratamiento que se administra antes del tratamiento principal para reducir el cáncer. También llamado tratamiento prequirúrgico si se administra antes de una cirugía.

tratamiento sistémico
Tratamiento farmacológico que actúa en todo el cuerpo.

¡Nos interesan sus comentarios!

Nuestro objetivo es brindar información útil y fácil de entender sobre el cáncer. Realice nuestra encuesta para decirnos qué hicimos bien y qué podríamos mejorar.
NCCN.org/patients/feedback

Colaboradores de NCCN

Esta guía para pacientes se basa en la NCCN Clinical Practice Guidelines in Oncology (NCCN Guidelines®) para la detección del cáncer de mama, versión 3.2025. Fue adaptada, revisada y publicada con la colaboración de las siguientes personas:

Dorothy A. Shead, máster en Ciencias
Directora ejecutiva de Operaciones de Información para Pacientes

Tanya Fischer, máster en Educación, máster en Ciencia de Librería e Información
Redactora médica sénior

Susan Kidney
Especialista ejecutiva en Diseño Gráfico

El desarrollo de la NCCN Clinical Practice Guidelines in Oncology (NCCN Guidelines®) para cáncer de mama, versión 3.2025, estuvo a cargo de los siguientes miembros del panel de NCCN:

Dr. William J. Gradishar, presidente
Robert H. Lurie Comprehensive Cancer Center of Northwestern University

Dra. Meena S. Moran, vicepresidenta
Yale Cancer Center/Smilow Cancer Hospital

Dr. Jame Abraham
Case Comprehensive Cancer Center/ University Hospitals Seidman Cancer Center and Cleveland Clinic Taussig Cancer Institute

Dra. Vandana Abramson
Vanderbilt-Ingram Cancer Center

Dra. Rebecca Aft, doctora en Medicina
Siteman Cancer Center, Barnes-Jewish Hospital and Washington University School of Medicine

Dra. Doreen Agnese
The Ohio State University Comprehensive Cancer Center - James Cancer Hospital and Solove Research Institute

Dra. Kimberly H. Allison
Stanford Cancer Institute

Dra. Bethany Anderson
University of Wisconsin Carbone Cancer Center

Dra. Janet Bailey
University of Michigan Rogel Cancer Center

Dr. Harold J. Burstein, doctor en Medicina
Dana-Farber/Brigham and Women's Cancer Center

Dra. Nan Chen
The UChicago Medicine Comprehensive Cancer Center

Dra. Helen Chew
UC Davis Comprehensive Cancer Center

Dra. Chau Dang
Memorial Sloan Kettering Cancer Center

* Dr. Anthony D. Elias
University of Colorado Cancer Center

Dra. Sharon H. Giordano, máster en Salud Pública
The University of Texas MD Anderson Cancer Center

Dr. Matthew P. Goetz
Mayo Clinic Comprehensive Cancer Center

Dra. Rachel C. Jankowitz
Abramson Cancer Center, University of Pennsylvania

Dra. Sara H. Javid
Fred Hutchinson Cancer Center

Dr. Jairam Krishnamurthy
Fred & Pamela Buffet Cancer Center

Dra. A. Marilyn Leitch
UT Southwestern Simmons Comprehensive Cancer Center

Dra. Janice Lyons
Case Comprehensive Cancer Center/ University Hospitals Seidman Cancer Center and Cleveland Clinic Taussig Cancer Institute

Dra. Susie McCloskey, máster en Ciencias de Políticas de la Salud
UCLA Jonsson Comprehensive Cancer Center

Dra. Melissa McShane
Fox Chase Cancer Center

Dra. Joanne Mortimer
City of Hope National Medical Center

Dr. Sameer A. Patel
Fox Chase Cancer Center

Dra. Laura H. Rosenberger, máster en Ciencias
Duke Cancer Institute

Dra. Hope S. Rugo
UCSF Helen Diller Family Comprehensive Cancer Center

Dr. Cesar Santa-Maria, máster en Ciencias de la Investigación
Johns Hopkins Kimmel Cancer Center

Dr. Bryan Schneider
Indiana University Melvin and Bren Simon Comprehensive Cancer Center

Mary Lou Smith, doctora en Derecho, máster en Dirección de Empresas
Research Advocacy Network

* Dr. Hatem Soliman
Moffitt Cancer Center

Dra. Erica M. Stringer-Reasor
O'Neal Comprehensive Cancer Center, UAB

Dra. Melinda L. Telli
Stanford Cancer Institute

* Dra. Mei Wei
Huntsman Cancer Institute, University of Utah

Dra. Kari B. Wisinski
University of Wisconsin Carbone Cancer Center

Dra. Kay T. Yeung, doctora en Medicina
UC San Diego Moores Cancer Center

Dra. Jessica S. Young
Roswell Park Comprehensive Cancer Center

NCCN

Rashmi Kumar, doctora en Medicina
Directora ejecutiva de Contenidos Clínicos

Ryan Schonfeld, licenciado en Economía
Coordinador de las Guías

* Revisaron esta guía para pacientes.
Para divulgaciones, visite NCCN.org/disclosures.

Centros oncológicos de NCCN

Abramson Cancer Center,
University of Pennsylvania
Filadelfia, Pensilvania
+1 800.789.7366 • [pennmedicine.org/cancer]

Case Comprehensive Cancer Center/
University Hospitals Seidman Cancer Center and
Cleveland Clinic Taussig Cancer Institute
Cleveland, Ohio
UH Seidman Cancer Center
+1 800.641.2422 • uhhospitals.org/services/cancer-services
CC Taussig Cancer Institute
+1 866.223.8100 • my.clevelandclinic.org/departments/cancer
Case CCC
+1 216.844.8797 • case.edu/cancer

City of Hope National Medical Center
Duarte, California
+1 800.826.4673 • cityofhope.org

Dana-Farber/Brigham and Women's Cancer Center |
Mass General Cancer Center
Boston, Massachusetts
+1 877.442.3324 • youhaveus.org
+1 617.726.5130 • massgeneral.org/cancer-center

Duke Cancer Institute
Durham, Carolina del Norte
+1 888.275.3853 • dukecancerinstitute.org

Fox Chase Cancer Center
Filadelfia, Pensilvania
+1 888.369.2427 • foxchase.org

Fred & Pamela Buffett Cancer Center
Omaha, Nebraska
+1 402.559.5600 • unmc.edu/cancercenter

Fred Hutchinson Cancer Center
Seattle, Washington
+1 206.667.5000 • fredhutch.org

Huntsman Cancer Institute, University of Utah
Salt Lake City, Utah
+1 800.824.2073 • healthcare.utah.edu/huntsmancancerinstitute

Indiana University Melvin and Bren Simon
Comprehensive Cancer Center
Indianápolis, Indiana
+1 888.600.4822 • www.cancer.iu.edu

Johns Hopkins Kimmel Cancer Center
Baltimore, Maryland
+1 410.955.8964
www.hopkinskimmelcancercenter.org

Mayo Clinic Comprehensive Cancer Center
Phoenix/Scottsdale, Arizona
Jacksonville, Florida
Rochester, Minnesota
+1 480.301.8000 • Arizona
+1 904.953.0853 • Florida
+1 507.538.3270 • Minnesota
mayoclinic.org/cancercenter

Memorial Sloan Kettering Cancer Center
Nueva York, Nueva York
+1 800.525.2225 • mskcc.org

Moffitt Cancer Center
Tampa, Florida
+1 888.663.3488 • moffitt.org

O'Neal Comprehensive Cancer Center, UAB
Birmingham, Alabama
+1 800.822.0933 • uab.edu/onealcancercenter

Robert H. Lurie Comprehensive Cancer Center,
Northwestern University
Chicago, Illinois
+1 866.587.4322 • cancer.northwestern.edu

Roswell Park Comprehensive Cancer Center
Búfalo, Nueva York
+1 877.275.7724 • roswellpark.org

Siteman Cancer Center, Barnes-Jewish Hospital
and Washington University School of Medicine
San Luis, Misuri
+1 800.600.3606 • siteman.wustl.edu

St. Jude Children's Research Hospital/
The University of Tennessee Health Science Center
Memphis, Tennessee
+1 866.278.5833 • stjude.org
+1 901.448.5500 • uthsc.edu

Stanford Cancer Institute
Stanford, California
+1 877.668.7535 • cancer.stanford.edu

The Ohio State University Comprehensive Cancer Center -
James Cancer Hospital and Solove Research Institute
Columbus, Ohio
+1 800.293.5066 • cancer.osu.edu

The UChicago Medicine Comprehensive Cancer Center
Chicago, Illinois
+1 773.702.1000 • uchicagomedicine.org/cancer

The University of Texas MD Anderson Cancer Center
Houston, Texas
+1 844.269.5922 • mdanderson.org

UC Davis Comprehensive Cancer Center
Sacramento, California
+1 916.734.5959 • +1 800.770.9261
health.ucdavis.edu/cancer

UC San Diego Moores Cancer Center
La Jolla, California
+1 858.822.6100 • cancer.ucsd.edu

UCLA Jonsson Comprehensive Cancer Center
Los Ángeles, California
+1 310.825.5268 • uclahealth.org/cancer

UCSF Helen Diller Family
Comprehensive Cancer Center
San Francisco, California
+1 800.689.8273 • cancer.ucsf.edu

University of Colorado Cancer Center
Aurora, Colorado
+1 720.848.0300 • coloradocancercenter.org

University of Michigan Rogel Cancer Center
Ann Arbor, Míchigan
+1 800.865.1125 • rogelcancercenter.org

University of Wisconsin Carbone Cancer Center
Madison, Wisconsin
+1 608.265.1700 • uwhealth.org/cancer

UT Southwestern Simmons
Comprehensive Cancer Center
Dallas, Texas
+1 214.648.3111 • utsouthwestern.edu/simmons

Vanderbilt-Ingram Cancer Center
Nashville, Tennessee
+1 877.936.8422 • vicc.org

Yale Cancer Center/Smilow Cancer Hospital
New Haven, Connecticut
+1 855.4.SMILOW • yalecancercenter.org

Comparta su opinión con nosotros.

Complete nuestra encuesta y contribuya para que NCCN Guidelines for Patients sea mejor para todos.

NCCN.org/patients/comments

Notas

Índice

antecedentes familiares 11, 22

biopsia 17–18

biopsia de ganglio linfático 17–18, 33

biopsia del ganglio linfático centinela (SLNB) 18

biopsia de piel 18

BRCA 22

cáncer de mama hereditario 22

cáncer de mama triple negativo (TNBC) 53

cáncer de mama triple positivo 54

células tumorales aisladas (ITC) 27

cierre plano 61

cirugía 31–34

clasificación TNM 27–28

clips o marcadores 17

conjugados de anticuerpos y medicamentos (ADC) 35, 37

ecografía 16

embarazo 12–13

ensayos clínicos 43

estadios del cáncer 25–28

estudios genéticos 22

fertilidad 12

gammagrafía ósea 14

ganglio linfático axilar (ALN) 17

ganglios linfáticos 17–18, 27, 33

imagen por resonancia magnética (RM) 15–16

inmunoterapia 38

linfedema 48

malestar emocional 11–12

mamografía 14–15

mamografía de diagnóstico 14–15

mastectomía 32

menopausia 39–40

micrometástasis 27

mutaciones 20–21

personas de sexo biológico masculino 6, 39, 52

premenopausia 39

pruebas tumorales 20–21

quimioterapia 35

radioterapia (RT) 34

receptor 2 del factor de crecimiento epidérmico humano (HER2) 19

receptor de estrógeno (ER) 19–20

receptor de hormonas (HR) 19–20

receptor de progesterona (PR) 19–20

reconstrucción mamaria 61–62

testosterona 39-40

tomografía computarizada (TC) 15

tomografía por emisión de positrones (TEP) 16

tratamiento complementario 46–50

tratamiento dirigido 37–38

tratamiento dirigido a HER2 37

tratamiento hormonal 39–40

tratamiento para el fortalecimiento de los huesos 41–42

tratamiento sistémico 35–42

Made in the USA
Monee, IL
05 November 2026

67386679R00048